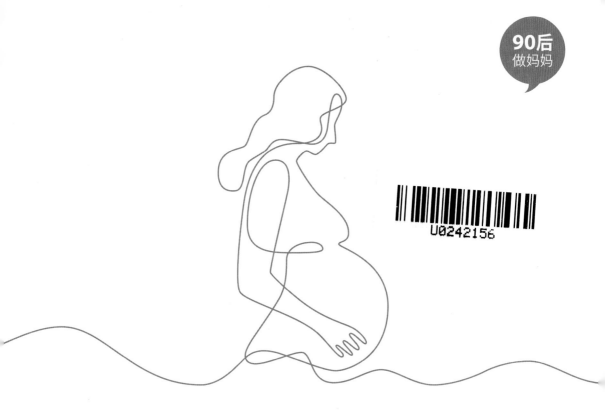

90后
做妈妈

U0242156

40周
完美孕产期

北京协和医院妇产科主任医师、教授
国家卫计委围产营养项目组专家

马良坤 编著

中国轻工业出版社

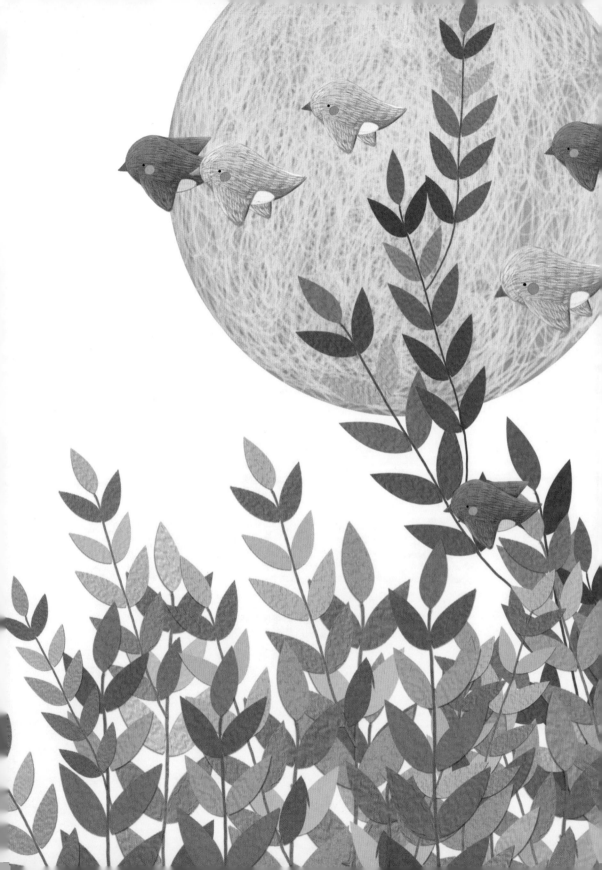

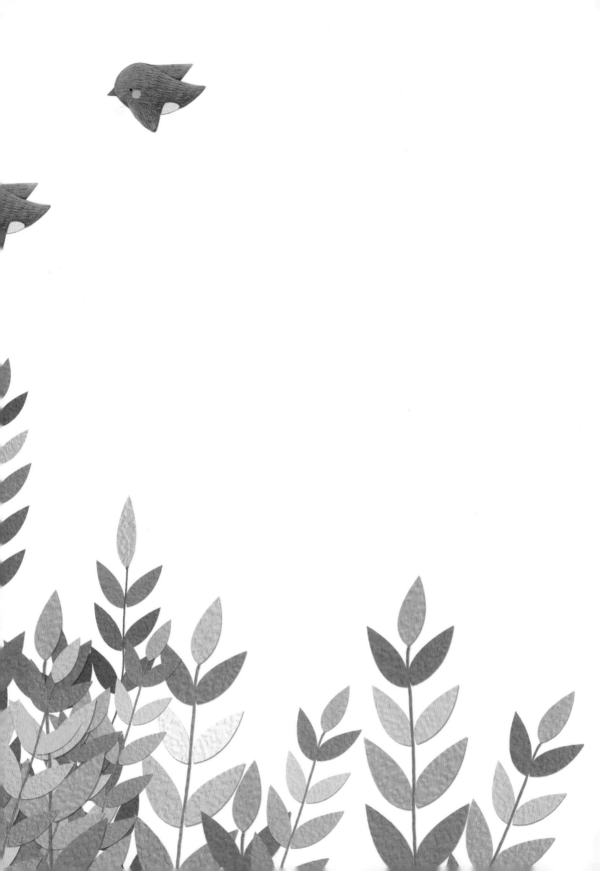

图书在版编目（CIP）数据

40周完美孕产期 / 马良坤编著. — 北京：中国轻工业出
版社，2020.7

（90后做妈妈）

ISBN 978-7-5184-2924-0

Ⅰ.①4… Ⅱ.①马… Ⅲ.①妊娠期—妇幼保健—基
本知识②产褥期—妇幼保健—基本知识 Ⅳ.①R715.3

中国版本图书馆CIP数据核字（2020）第037159号

责任编辑：由　蕾　　策划编辑：朱启铭　　责任终审：李建华
封面设计：奇文云海　　版式设计：刘　涛　　责任监印：张京华

出版发行：中国轻工业出版社（北京东长安街6号，邮编：100740）

印　　刷：北京博海升彩色印刷有限公司

经　　销：各地新华书店

版　　次：2020年7月第1版第1次印刷

开　　本：787×1092　1/16　印张：13

字　　数：130千字

书　　号：ISBN 978-7-5184-2924-0　定价：48.00元

邮购电话：010-65241695

发行电话：010-85119835　　传真：85113293

网　　址：http://www.chlip.com.cn

Email：club@chlip.com.cn

如发现图书残缺请直接与我社邮购联系调换

181486S3X101ZBW

前 言

怀孕后，你如同搭上了一辆惊险刺激的过山车，它将带你开始一段冒险之旅——你将经历怀孕期间的种种巨变，直至品尝到初为人母的喜悦。这是一个成长和探索的时期——新生命的孕育，即将构成新的家庭结构。所以，好好把握吧——孕期将是你人生中异彩纷呈的一段经历。

你的怀孕，你的家庭

每个人怀孕、分娩和做母亲的经历都是独一无二的。不论对生活的期望如何，你可能会发现自己的情绪、伴侣和家人的反应，以及宝宝独特的个性，都与你的期望大相径庭。在你适应身体变化，掌握保健知识，倾听自己心声，调整夫妻关系，以及应对家庭生活种种现实挑战的过程中，希望这本书能帮助你充分享受做妈妈的乐趣。

初为人母的道路时而崎岖时而平坦，本书旨在为你提供一些实际的帮助，这样你和宝宝、家人就能为今后的家庭生活打下坚实的基础，从而享受甜蜜的家庭生活。最重要的是，本书倡导现代、先进的产科学、儿科学、心理学等方面综合保健方法，鼓励你积极面对这一人生重要阶段。本书还将指导你平安度过关键的数月，教你如何关照自己，经营好夫妻感情，为你和你的家人提供宝贵的建议。

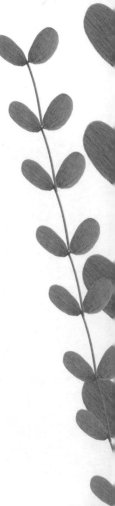

生命的开始

当精子遇到卵子，宝宝就开始了他生命的奇迹之旅。在妈妈肚子里的宝宝学习能力比任何时期发展都要快。在子宫里，他听到声音，感受到情绪，做梦、移动和触摸。从出生后呼吸到第一口空气的那一刻起，他便向你寻求指导、关爱、支持和保护。你是他安全的港湾。他会通过观察你的笑容学会微笑，而当他好奇地观察五彩缤纷的大千世界时，你就是他的老师。

然而宝宝并不是单纯在学习，他有着与你交流的强烈愿望，而在母婴共舞中，你将惊讶于他奇妙的小小身体，他美丽、灵动的眼睛和逐渐显露的个性。对于年轻的爸爸妈妈来说，这个时期充满了新鲜感、挑战，还有数不清的新体验。

目 录

第二章 与宝宝相处的最初10个月 ◆50

第三章 孕妈妈的孕期安全 ◆ 100

第四章　**分娩：迎接新生命的到来◆124**

第五章　妈妈怀孕要吃些什么 ◆156

第六章　孕妈妈的瑜伽课 ◆186

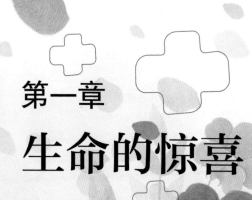

第一章

生命的惊喜

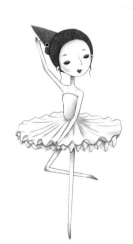

　　无论是第几次做母亲，怀孕所带来的惊喜都会伴随着些许的紧张和困惑。在期盼未来新生活的同时，孕妈妈们一定也会好奇，自己的宝宝到底是什么样子的？是怎样一点点从两个细胞慢慢变成可爱的小公主或小王子的呢？成长的脚印从这里开始……

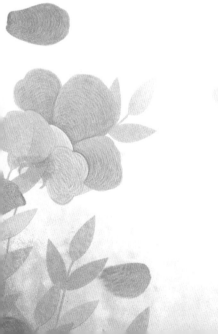

宝宝是从哪里来的

当宝宝在妈妈的子宫深处开始诞生的时候，妈妈可能正在洗衣服、主持会议、散步或者安静地沉睡。精子和卵子结合，只是一瞬间，新的生命就诞生了。然后开始奇妙的分化、生长过程。这些小小的细胞孕育着胎儿的一切，不仅带着爸爸妈妈的烙印，还有自己独特的个性。从这一刻开始，腹中的宝宝时刻都要依赖妈妈而存活，与此同时，他还会通过传递信号来引导妈妈为他的成长提供适宜的环境和必要的营养。一种强烈的力量把母亲和宝宝紧紧地联系在一起，这种联系不仅是生理上的，更是心理上的。

宝宝的到来需要精心安排

为什么2亿精子中只有一个能够顺利走完旅程，与等待它的卵子相遇呢？为什么是这一个精子而不是其他的呢？为什么你会在这一周期而不是上一周期怀孕呢？科学能解答你绝大部分的疑问，却依旧难以解释生命诞生过程中的种种奇迹。当精子和卵子结合以后，受精卵就产生了，这一过程的发生需要适宜的条件，只有万事俱备，在性交之后的3~36小时，精子才能与卵子相会并结合。

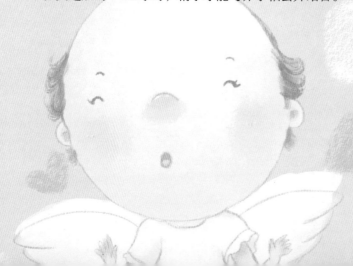

月经：每个月的生理周期

月经得名于月相的变化。大约每过一个月，成熟女性的身体就周期性地排出 1 ~ 2 个卵子，并为受精创造适宜的生理环境。有些女性的月经周期像钟表一样准确，但也有很多人的月经并不那么规律。月经周期主要受卵巢和脑垂体分泌的激素调控，也受身体的健康状况和精神状态影响。疾病、营养不良、膳食变化以及压力、激动或沮丧等心情都会影响排卵的时间。因此，备孕的女性要通过健康的生活方式为怀孕创造最佳条件。

卵子宝宝出现啦

卵子在受精前便有生命，它在受精前后都竭力为自己创造存活的机会。在月经周期的前半段——也就是月经开始后的 14 天左右，脑垂体释放出促卵泡激素和黄体生成素，这两种激素能促进卵巢里的卵子成熟。卵泡里充满液体，在它的刺激下，雌激素成倍增长。每次有 8~10 个卵细胞同时发育，但往往只有 1~2 个卵泡能发育成熟，并完成排卵。

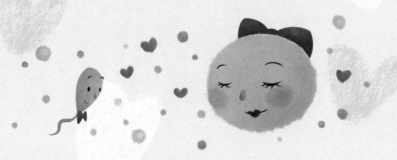

精子和卵子碰在一起

慢慢成熟起来的卵子

大约在月经周期的中期，较高的激素水平为排卵提供了最佳条件。一个发育成熟的卵子（偶尔也会多于一个）会到达卵泡的表面，然后进入输卵管中，而其他的卵泡则会慢慢消失。发育成熟的卵子虽然只有针尖大小，却已比精子大了约100倍。卵子内富含使其存活所需的营养成分，它在输卵管内壁表层细胞纤毛的推动下游向子宫。

卵子的漫长旅程

卵子进入输卵管后，破裂的卵泡会吸收血液中的脂质、胆固醇而变成黄色，由此得名黄体。黄体继续产生雌激素和孕激素，为卵子受精创造有利条件。此后，子宫的内膜会变厚，为受精卵的着床做好准备；输卵管和子宫中的腺体会产生一种营养液，子宫颈的黏液也会变稠，以阻止其他精子进入。如果受精不成功，黄体就会在排卵后的10天左右被解体、吸收，激素水平也会下降，于是子宫内膜脱落并排出，形成月经，然后开始新的生理周期。

爸爸的精子是做什么用的

众所周知，精子与卵子结合形成的受精卵，是孕育的开始。然而，在16世纪，西方的一些科学家认为，男性的精液中含有小的胚胎。直到19世纪，人们才意识到女性在受精过程中所起的作用。再后来，两性在受精过程中的平等地位才被人们普遍接受。随着科技的发展，现在不通过性交而直接受孕已经完全成为可能。然而，即使是试管婴儿，仍然离不开精子，没有精子，是无法孕育新生命的。

精子宝宝的诞生

精子在睾丸的输精管中产生，然后被输送到睾丸背后的附睾中，在低于体温1~2℃的最佳温度下发育数周后成熟。当男性产生性冲动时，肌肉的收缩促使精子从附睾中游出并融入精液，混有精子的精液在性高潮时沿着阴茎射出。成熟男性每次射精大约产生 1 茶匙的液体，其中含有 1.5 亿 ~7.5 亿个精子，但只有 1/3 的精子是发育完全并可以游动的。

精子的漫漫长路

精子的游走路程漫长，且"危机四伏"。在射出的数以亿计的精子中，只有几百个精子能够到达输卵管并有机会与卵子相遇。精子从子宫底进入输卵管，由于每次只有一侧的卵巢会排卵，所以有些精子会因进入没有卵子的一侧输卵管而一无所获，而另外那些幸运的精子沿着另一侧的输卵管游走，并最终有机会遇到了卵子。

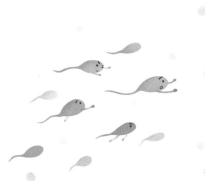
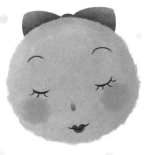

很多精子一起"赛跑"

完美的相遇

男性的性高潮对于受孕十分重要，而女性性高潮时子宫的收缩也有助于吸引精液进入子宫腔。当卵子与精子相遇时，精子会释放一些能使其穿透卵子坚硬外膜的酶。一旦有一个精子成功进入卵子，卵子的外膜就会立即发生变化，以阻碍其他精子进入。精子在卵子中会继续前进，当精子的头部到达卵子的细胞核时，受精过程便完成了。此时，精子和卵子合二为一，形成受精卵。

Tips：

卵子的结构

最初，卵子的中心是由46条染色体构成的细胞核，细胞核受到一层蛋白质膜的保护，这层膜被称为透明带。在透明带与细胞核之间有一层营养物质，用于滋养怀孕早期的胚胎。事实上，卵巢里的卵子很早就已经存在了，不过这些卵子一直处于休眠状态，直到月经来潮后，它们才按月经周期逐个发育成熟。

在月经周期的早期阶段，发育成熟准备排放的卵子变得十分活跃，其中的染色体也开始分裂。最终，46条染色体中的23条会继续保留在卵子中，另外23条则储存于由透明带包裹形成的小体中。在受精过程中，卵子的23条染色体与精子的23条染色体相遇，并重新组合为46条染色体（这是除精子以外，每个成年人体内细胞所包含染色体的正常数目），受精卵包含了来自父母双方的DNA。在受精后的最初几天内透明带还会保持完整的结构，直到受精后5天左右，胚胎植入子宫壁后透明带才会脱落。

Tips：

精子的结构

从青春期开始，男性的睾丸每天便可产生数以亿计的精子。形如蝌蚪的精子大约长 0.05 毫米，一条细长的尾巴占据了大部分，这条尾巴使得精子能够四处游走。精子的头部呈黑色，里面承载着精子所有的遗传物质——23 条染色体（等着与卵子中另外 23 条染色体配对），以及可以穿透卵子的酶。精子的头部通过一段很短的中心体与尾部相连，中心体包含线粒体以及一些可以为精子游走供应能量的特殊结构。

受精卵的成长

受精卵一分为二，随即又各自再次分裂，然后每个细胞继续分裂下去。一些细胞将形成胚胎，而另一些将形成胎盘。当胚胎细胞数目达到一定量时，胚胎形成致密的细胞团，这一团细胞由于形似桑葚而被称为桑葚胚。输卵管内壁上的细胞将桑葚胚向子宫推送。桑葚胚到达子宫大约需要 4 天时间，到达子宫时，桑葚胚已变成一个由大约 100 个细胞组成、中心充满液体的细胞团。在这个阶段，你未来的宝宝被叫作囊胚，漂浮在由子宫内膜分泌的营养液中。受精约 5 天后，囊胚脱去其外膜，为植入子宫壁做好准备。

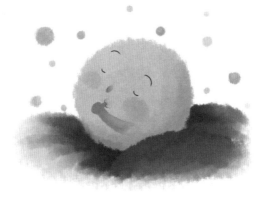

受精卵着床

受精卵搬家啦

当囊胚在松软的子宫内膜着陆后，囊胚中的胎盘细胞便形成细小的突起，被称为绒毛。绒毛伸入子宫内膜，与母体血流相通，负责吸收氧气、蛋白质、碳水化合物、矿物质、维生素及其他必需的营养物质。

一旦植入子宫，胚胎发育会变得很快：脊柱、神经系统、四肢、头面部和器官逐渐发育成形。胎盘细胞产生人绒毛膜促性腺激素（HCG），这表明黄体继续产生孕激素和雌激素来为子宫内膜提供营养。随着胚胎的发育，胎盘逐渐产生这些激素，而黄体逐渐萎缩，这大约出现于怀孕10周时。这时，胚胎基本发育为胎儿。

什么是异位妊娠

如果胚胎细胞在子宫腔以外的地方着床，就被称为异位妊娠。异位妊娠包括输卵管妊娠、卵巢妊娠、宫颈妊娠、腹腔妊娠等，其中以输卵管妊娠最为常见。如果受精卵未能着床，就会引起早期流产，可能不会出现怀孕症状或在晚期出现轻微症状。受精卵形成、着床至怀孕10周的这段时间，是怀孕的高度危险期。

宝宝的基因是怎么构成的

我们每个人的基因都不相同。人体体细胞中有 46 条染色体，每条染色体中大约有 3 万个基因。胎儿的 DNA 就在卵子和精子结合的数分钟内形成，这时的 DNA 就决定了宝宝今后的发展。宝宝的每个细胞都含有全部的遗传物质，但是每个细胞中并不是所有的基因都处于激活状态。

小王子还是小公主

X 和 Y 染色体决定宝宝的性别。从生理上说，妈妈无法决定宝宝的性别。因为每个卵细胞中只含有一条 X 染色体。而爸爸每个精子中含有一条 X 染色体或一条 Y 染色体。如果是含有 X 染色体的精子与卵细胞结合，宝宝就具有 XX 染色体，是个女孩；如果是含有 Y 染色体的精子与卵细胞结合，宝宝就具有 XY 染色体，是个男孩。含 Y 染色体的精子比含 X 染色体的精子游动速度快一些，但是体积要小一些，存活时间也短一些。

双胞胎是怎么回事

如果母亲同时排出两个卵细胞并且与不同的精子结合，就能怀上异卵双胞胎。这对双胞胎性别可能相同，也可能不同，和一般意义上的同胞兄弟姐妹没什么两样。母亲同时排出两个卵细胞的可能性与遗传因素有关，并且这种情况在 35 岁以上的孕妇中更为常见。基因完全相同的双胞胎则是由一个精子和一个卵细胞发育而成的。在受精卵分裂初期，细胞一分为二，并发育为两个基因完全相同但彼此独立的胚胎。由于两个宝宝的基因完全相同，所以他们的性别相同，外貌也酷似。

生命的起点

即使是同卵双胞胎，它们也可能在子宫内发育成个性完全不同的胎儿，在婴儿期、童年期和成人期表现出不同的性格特点，这就是生命奥秘的魅力所在。基因与环境共同作用，使人与人在体貌特征和性格特点等方面各不相同。作为母亲，孕妈妈将最先体验创造新生命的感觉是多么美妙。

宝宝奇妙的身体

　　怀孕 3 个月后，受精卵逐渐发育成为一个胚胎。随着胚胎的生长发育，宝宝的大脑和神经系统已具雏形。他将慢慢地度过这个集生长、学习和交流于一体的时期。

胚胎的前 8 周：宝宝已初具人形

　　胚胎由上万个细胞组成，在此阶段，胚胎已形成器官、眼睛、耳朵、肢芽和神经系统，慢慢初具人形。宝宝从第 5 周开始有了心跳，心率是每分钟 50 次。宝宝的大脑发育得很快，每分钟都有几百万个脑细胞诞生。脑组织的低级部分，即在进化过程中保留下来的最古老的那部分脑组织，包括脑干和脊髓，是本能反射的中枢，它能指令躯体各司其职。

怀孕 15 周：宝宝能听见什么

　　在怀孕 15 周的时候，宝宝还不到 15 厘米长，大约只有 100 克重，却已经具有了听力。在子宫里，宝宝能听到妈妈的心跳声、血液泵出声、消化食物的声音和胎盘活动时发出的低沉而巨大的响声，还能听到妈妈每次讲话时引起的腹腔共鸣。根据声调的抑扬顿挫以及吐字时声带的紧张与松弛，宝宝已经隐约听懂了妈妈谈话时的情绪。到怀孕第 6 个月时，宝宝大脑的听觉皮质区已经形成许多通路，能听到一个复杂范围内的音调和响度，上完了关于语言的第一课。

怀孕 25 周：宝宝开始有了视觉

大约在怀孕第 25 周，宝宝睁开了双眼。他会看到一个偶尔亮起来的世界（当有光照在孕妈妈的腹部时）。虽然宝宝眼前的世界还是模糊的，但他会努力地眨眼、转动眼珠，以加强眼肌的力量。到怀孕第 40 周时，宝宝视网膜的表面积已经比第 25 周的时候增加了 1 倍。在宝宝出生后，第一次被妈妈抱起时，宝宝会望着妈妈的眼睛，盯着妈妈的脸庞，打量妈妈的头发，观察妈妈的嘴唇，然后又凝视妈妈的眼睛。这一切仿佛是宝宝在引导妈妈去看他。宝宝的眼睛只对光线的变化有反应，不久他就能学会将妈妈面部光线的变化转化为妈妈的面容。

怀孕 32 周：对声音有了辨别力

这时的宝宝不仅能辨别妈妈的声音，还能辨别经常播放的乐曲。每当听到熟悉的乐曲，就会做出相似的反应，如踢腿、有节奏地运动或静止不动。宝宝不仅能跟上乐曲的节奏，还会在曲调中放松自己。

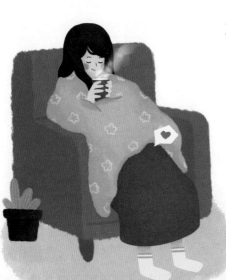

大脑与听觉的合作

在宝宝的大脑中，一系列复杂的联系正在形成，他会把自己所听到的和所做的反应联系起来，了解声音的类型，记住自己的体验，通过这些记忆对将来的事件做出相似的反应。

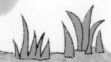

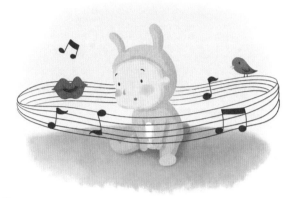

宝宝喜欢古典音乐吗

　　没有证据表明，在子宫中接受古典音乐熏陶的宝宝将来一定能长成特别聪明的小孩。不过，在子宫每天嘈杂的声音背景下，古典音乐比流行音乐更容易被宝宝听清。此外，钢琴与合唱乐曲相对舒缓，因而特别具有安抚效果。孕妈妈们可以选择多给腹中的宝宝听古典音乐。但也不要局限于此，因为宝宝听的内容越广泛，大脑对节奏、音调的了解也越多。

宝宝到底喜欢什么样的音乐

　　第38周时的宝宝已能辨别不同音乐的不同特点，还会通过用力踢腿或滚动让妈妈知道自己正在接受特定的刺激。作为妈妈，只有观察宝宝出生后对音乐的反应才能了解宝宝究竟喜不喜欢胎教时播放的音乐。

宝宝能听到好多声音呢

　　出生时，宝宝的听觉已经发育得很好，但是外界的声音对他来说会显得异常清晰和高亢。他依然能分辨出妈妈的声音，没准还能分辨出爸爸的声音。还有某些曲调，像比较缓和的"白噪声"，也是他所习惯的，比如倾听洗衣机急速旋转的呼呼声也不怎么费劲，因为他的大脑只需要较少的解码工作（相对于说话的声音，成人同样能比较容易地"关闭"对洗衣机声音的反应）。

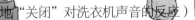

听，在这边

　　子宫内外声音的另一个不同，是外界声音在经过一定距离的传播后会发生变化。宝宝出生后，要学习定位声音。首先，他会轻而易举地定位发自身体前面的声音，因为这些声波能同时到达他的双耳，而且他还可以借助于视觉来定位。然后，他会转头寻找来自侧面的声音，最后（出生5~6个月时）他会懂得如何定位一个发自身后的声音。这项功能与头部的运动控制相协调，两种功能互相促进。

声音与语言的联系

　　虽然辨别声音从何方传来，是听觉的一个重要方面（比如警觉到危险），但一项更为微妙复杂的技能从宝宝在子宫时便开始逐渐发展，出生后更是迅速发展。这就是，宝宝听到的每一个声音都能告诉他一些关于语言的事情，而宝宝在观察你说话时，会把你的面部表情及身体动作同你的语调和吐字联系起来，以便推测你的情绪和语义。

宝宝耳朵与嘴巴的配合

　　宝宝出生后能逐渐协调地使用耳朵和嘴巴，在出生后的最初6个月里，宝宝更多的是通过听而不是发音来学习语言，在以后的几个月里，他能理解的比能表达的多得多。他由一个新生婴儿向牙牙学语、蹒跚学步的小娃娃的转变过程将在后面谈及。

Tips:

宝宝的激素

　　宝宝早在出生以前便有了一套发育完全的激素分泌系统。不论在子宫中还是出生后，激素系统使他能对环境做出反应。应激时，宝宝的身体会释放肾上腺素，使他产生焦虑感；平静时，则会产生内啡肽，并陷入冥想。宝宝还会产生爱的激素，例如催产素，能够帮助他在见到家人时产生爱、幸福和心意相连的感觉。

刚出生的宝宝能看到什么

　　刚出生的宝宝只能看清 20~25 厘米范围内的物体，这个范围相当于你的胸部和面部之间的距离。在此距离以外他看到的物体都是模糊不清的轮廓。宝宝能分辨醒目的颜色——黑、白、红和黄，但在一段时间内分辨不了蓝色和绿色。他大脑的视觉皮质以这样一种方式发育，即让他倾向于注意边缘、轮廓对称的形状和对比强烈的物体和色彩。出生后的最初几周里，他会非常专注地看着亲近的人。实际上，是本能要他知道哪些是关心自己的人并与这些人进行交流。出生 10 天左右，宝宝已能识别亲人的轮廓，所以如果亲人突然改变了发型，他可能会感到迷惑。

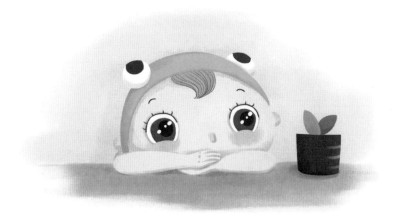

宝宝视觉的发育

　　起初，宝宝能用眼睛追随一个缓慢移动的物体，但这种活动受到他力量微弱的眼肌的限制。宝宝的视力大约仅为成人的 4%。然而宝宝已经掌握了一些奇妙的技能。他能从三个维度感知世界，通过注意阴影、轮廓上的细微差别，以移动头部来判断距离，还知道亲人的脸不论在近处（显得比较大）还是在远处（显得比较小）都是同一张脸。每天宝宝的眼肌都会接受新的训练。在仅仅 6~8 周时间里，他的大脑便能学会了解某些运动形式，预测一个物体的运动轨迹，他在追随物体的运动时会非常专注。

宝宝能认出亲人的脸

　　大约在 6~8 周，宝宝熟悉了亲人面部的轮廓，开始把更多的注意力投向细节：亲人的鼻子和鼻孔，亲人眼睛的形状和颜色，亲人的颧骨、牙齿以及每一颗痣。有了这些附加信息，宝宝将对亲人的长相形成一个更为清晰的记忆，还能从照片上认出亲人的脸，无论照片上是戴着帽子、剪了头发还是架着眼镜。宝宝喜欢这些细节，愿意看更复杂的图片和图案。他也能认出亲人的步态和特有的头部动作。事实上，宝宝"明察秋毫"，没有哪两张脸在他看来是完全相同的，即使是一群其他种族的人，大人或许都难以分辨他们的脸，但宝宝却能分得一清二楚。

宝宝拥有了"立体视觉"

如果你蒙住一只眼睛看这页纸，再换另一只眼睛看，前后两次会看到两个图像。但用双眼观察，你只看到一个图像。起初，宝宝能同时看到两个图像，但无法将两个图像整合为一个统一的图像。直到在出生后第 10 周左右，宝宝才拥有了"立体视觉"，立体感使他的视觉感受发生了巨大变化。

掌握了视觉与动作的联系

当宝宝激动地发现自己能把看到的和摸到的物体联系在一起时，就会一次次地尝试以完善这项新技能，因为重复是最好的练习方法。在大约 5 个月的时候，宝宝会显出对自己双手的好奇。当观察自己的手指如何运动和连接时，他被深深吸引了。一旦熟悉了自己的手指，加上对周围物体的定位，他就能准确地伸手去触摸它们，还能控制双手随时抓住看到的东西。在短短的几个月里，宝宝的大脑学会从一个图像来判断质地、大小和距离，还能指挥小手做出相应的反应。

观察范围越来越广

宝宝能逐渐控制自己的姿势，同时视觉能力也不断提高。刚出生时，宝宝仰卧着仅能把头从一侧转到另一侧，仅能注视前方很近的物体，到六七个月时，宝宝就能坐着观察整个房间了。宝宝知道自己无法够到悬吊在天花板上的东西，但可以够到自己的脚趾，还能辨识很多张脸、一些玩具和图片。

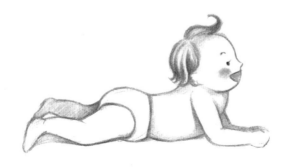

妈妈快看我

8个月时宝宝的视力已提高到成人的10%，当他想要交谈时，会望着你，期待你的回应。如果宝宝边看着你边弄出声响或不停地踢腿，而你却没有转过脸来或者跟他说话，而是睁着两眼发呆，他就会弄出更大的响动或者蹬得更厉害。要是你板起脸来，不一会儿他就变得心烦、沮丧或厌倦。

宝宝能观测深度了

9个月时，宝宝已经能够观测深度，这很重要，因为他需要了解台阶和其他潜在的有坠落危险的物体。不过，此时的宝宝已经失去了辨别陌生人面部特征的本领。这是因为宝宝大脑视觉皮质联结的发展已经到了顶峰，而"修剪"的过程则正在开始，以便使大脑能有效率地运转。

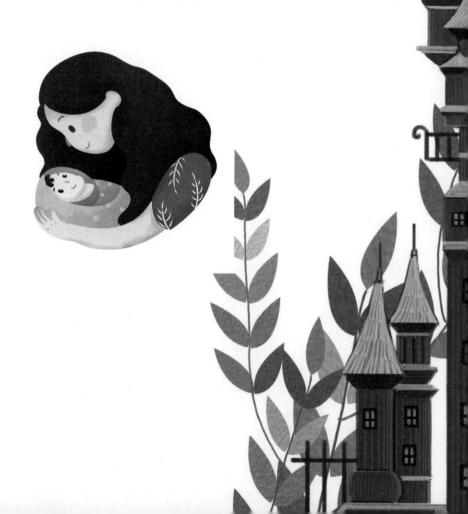

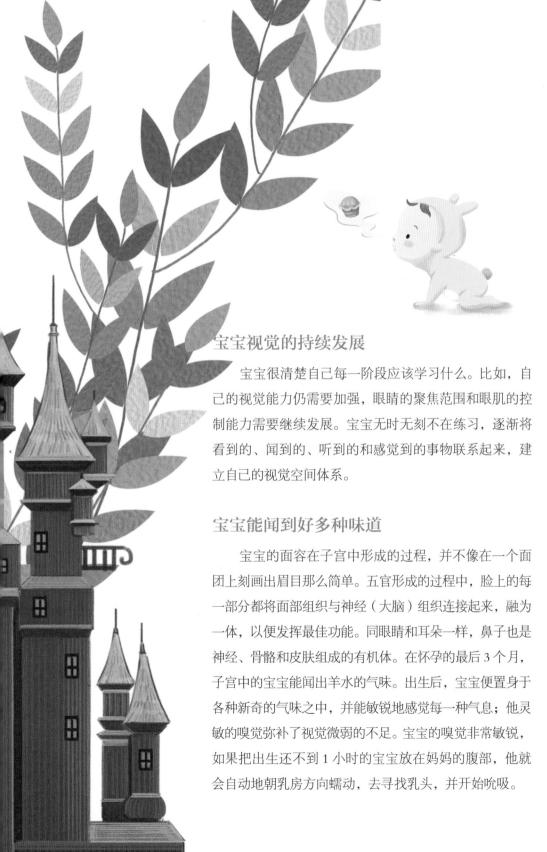

宝宝视觉的持续发展

宝宝很清楚自己每一阶段应该学习什么。比如，自己的视觉能力仍需要加强，眼睛的聚焦范围和眼肌的控制能力需要继续发展。宝宝无时无刻不在练习，逐渐将看到的、闻到的、听到的和感觉到的事物联系起来，建立自己的视觉空间体系。

宝宝能闻到好多种味道

宝宝的面容在子宫中形成的过程，并不像在一个面团上刻画出眉目那么简单。五官形成的过程中，脸上的每一部分都将面部组织与神经（大脑）组织连接起来，融为一体，以便发挥最佳功能。同眼睛和耳朵一样，鼻子也是神经、骨骼和皮肤组成的有机体。在怀孕的最后 3 个月，子宫中的宝宝能闻出羊水的气味。出生后，宝宝便置身于各种新奇的气味之中，并能敏锐地感觉每一种气息；他灵敏的嗅觉弥补了视觉微弱的不足。宝宝的嗅觉非常敏锐，如果把出生还不到 1 小时的宝宝放在妈妈的腹部，他就会自动地朝乳房方向蠕动，去寻找乳头，并开始吮吸。

宝宝可以通过嗅觉判断周围环境

嗅觉是生存的要素。宝宝可以通过嗅觉知道妈妈是否进屋，旁边有没有陌生人。出生5天后，宝宝就能区分妈妈的气味与其他人气味的不同，并迅速学会辨识卧室、厨房、车、毯子和其他熟人的气味。他会把小脑袋靠在爸爸的肩上享受爸爸怡人的气息。要是闻到陌生人或者使自己感到受威胁的"危险人物"的气味，就会紧张或大哭起来。宝宝的嗅觉受控于大脑的某一部分，这部分大脑神经与其他部分具有强大的联系，以致多年以后，某一种气味仍可能勾起某种回忆，并重新点燃某种久已忘怀的情感。

宝宝的嘴

宝宝的嘴是全身最敏感的部位之一，嘴唇的接触是宝宝在子宫里吮吸手指，以及出生后吮吸乳头或奶嘴时探索世界的方式。虽然吮吸是一种生理反射，宝宝仍然需要练习，而打哈欠、扮鬼脸、噘嘴这些动作能够训练他嘴部的肌肉和舌头。与此同时，宝宝逐渐提高了控制发声和在嘴里玩弄食物的能力。一旦他能够用手把东西塞进嘴里，便开始用嘴巴探索世界。尽管味觉仅限于舌头的后1/3部分，嘴部的神经末梢仍是宝宝幼小身体里最敏感的部位；在他的大脑中，最先发育的是与舌头、口腔和嘴唇有关的神经系统。

妈妈的饮食习惯也会影响宝宝

怀孕6个月之后，胎儿开始长出味蕾，能尝到羊水的味道。羊水的味道与妈妈所吃的食物息息相关，因此宝宝能品尝到苦、甜、咸和酸味。一些食物会带来某种生理反应，比如，吃过巧克力之后，妈妈的血糖会升高，短时间内就会感到精力充沛，宝宝也能察觉这些反应。

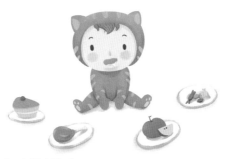

宝宝的口味不单靠后天的影响

在出生后的最初几个月里，宝宝能够接受各种味道，而且在他的大脑中，食物的味道、口感和进食后的感受正逐渐建立起联系。尽管宝宝都有偏爱甜味的倾向，长大后也可能喜爱苦味或酸味，但认为所有宝宝长大后都会喜爱各种味道的想法是错误的——这里存在着遗传因素，比如天生排斥苦味，另外断奶后口味的选择，对宝宝味觉偏好的形成也起着重要作用。同各方面的发育一样，宝宝的味觉偏好也将反映他的个性和生理特点。

好动的小精灵

除了睡着的时候，胎儿很少安静地待着。他在子宫里滚动、转身、打嗝、伸展胳膊和腿，翻动舌头、嘴唇和眼睛，对周围的子宫壁连推带压，把吮吸手指当作忙碌的探险的一部分。几乎所有胎儿时期的运动都是非自主运动或者说条件反射，但却是宝宝成长所必需的，即使最微弱的运动也能加强宝宝的肌肉力量并帮助宝宝获取信息。

宝宝的皮肤

受孕后不久，胚胎细胞团的外层发育为大脑、神经系统和覆盖宝宝全身的皮肤。在子宫中，他的皮肤上蒙着一层具有保护作用的白色膏状胎脂。出生以后，宝宝的皮肤将以惊人的速度适应外界的干燥环境和多变的气温，成为抵御细菌入侵的有效屏障。在宝宝的一生中，皮肤的外观会反映他的状态：因受冷或刺激而起鸡皮疙瘩；因温暖或健康而容光焕发；因过热、激动或受挫而脸红；或者因某些过敏、疾病或刺激而变得通红。

宝宝的皮肤健康很重要

皮肤是全身最大的器官，它的功能也是十分惊人的。它储存水、盐和钙，帮助合成人体必需的维生素 D。皮肤拥有数以百万计的汗腺，这些汗腺的出口就是毛孔，汗腺分泌物能代谢出废物，维持体温。在每 930 平方厘米的范围内存在约 2000 个分泌油脂的腺体，这些油脂腺使皮肤成为既有弹性又柔软防水的屏障。数米长的血管帮助皮肤实现恒温器的功能。皮肤还有大约 500 万个感觉细胞，它们把对物体或环境的感受转化为信号传递给大脑。

触摸的力量

没有接触就没有感觉。在子宫中，胎儿不断用自己的身体去感受环境，他感受到羊水和衬在子宫壁上的羊膜的爱抚，踢动双脚，弯曲双臂握住脐带。在他身体各部分相互碰触或相互依靠的时候，胎儿体会到皮肤接触的感觉；在吞咽的时候，感受羊水流过舌头，再顺着咽喉流下去的感觉；在 "吃"手指头的时候，体验到吮吸的感觉。

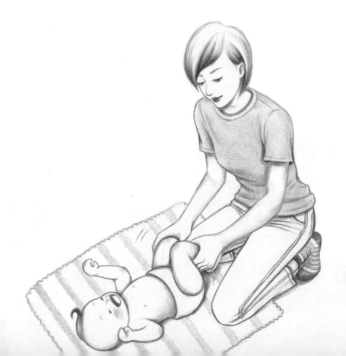

宝宝的大脑与触觉紧密配合

　　无论在子宫中还是出生以后，宝宝的大脑都可以将在看到的、闻到的及感到的事物之间建立联系。随着接触的世界日益丰富和复杂，每当他触摸到什么或被什么碰到时，神经系统便会向前发展一步，与其他人和物的关系也会也会日益清晰。憩息在妈妈怀抱中可能是母子沟通的最佳方式，而妈妈触摸宝宝的不同方式能传达喜爱、敏感、紧张、不安、愤怒、漠然和激动等不同情绪。妈妈充满爱意的抚摸能给予宝宝受保护和被重视的感觉。对宝宝来说，被抱着和摇着不仅得到一种情感上的抚慰，对生理发育也大有裨益，因为触摸会刺激宝宝的皮肤，促进其健康发展。这就是许多家庭重视爱抚婴儿的原因之一。

宝宝喜欢被触摸的感觉

　　通过触摸，宝宝初次与妈妈交流：在子宫中用蠕动和踢腿来回应妈妈的话语、音乐或者妈妈对腹部的抚摸。被触摸和拥抱的感受对宝宝的发育具有重大影响。长期得不到爱抚的宝宝长大以后会变得自闭而神经质，甚至可能造成身体发育迟缓。而大多数被张开的双臂所欢迎，被紧紧抱着、摇着、亲吻着的宝宝，一般会成长为意志坚强、有安全感和自信的人。他们受到抚摸这一亲密语言的指导。

宝宝的大脑

即使最先进的电脑也远远不如宝宝的大脑复杂和强大，它是人全身的枢纽，是记忆的仓库，情感的家园，有着难以置信的学习能力。大脑的作用是探索和学习，伴随着行动茁壮成长。大脑的工作方式保证了宝宝不会成为一个被动的"小学生"——相反，他是一个主动的试验者和系统的学习者，神经科学家们已经证实了这一点。这些知识会对妈妈同宝宝的关系及妈妈的教育方式产生实际的影响。

一切准备就绪的大脑

宝宝大脑内部组织井然有序，特定的脑细胞会在特定的发育阶段对特定的事物做出反应。例如，某些负责接受有关面容信息的细胞，在宝宝出生之前便已准备就绪，所以宝宝最先学会观察人的面容。在端详一张张脸时，宝宝的眼睛和视觉皮质中的细胞得到了相应的训练，而他与人交流的欲望也立刻得到了满足。仔细观察宝宝是如何打量妈妈的脸，如何盯着别人的一举一动，又如何转移目光去看新的来访者的吧。

胎儿大脑中的神经元

宝宝的大脑由数亿个神经元（神经细胞）组成，这些神经元是从怀孕第6周开始发育起来的。在接下来的21周里，每分钟会形成58万个神经元，大约在宝宝出生前13周，大脑已具有约100兆个神经元，相当于宇宙中行星的数量。每个神经元都很活跃，不仅彼此形成联结，还同其他细胞形成联结。在出生前几周，神经元的生长和联结的形成都很迅速。每个神经元有一个主干（轴突）和许多分支（树突），主干负责把信息传递给其他神经元，分支负责接收信号。每个神经元在1秒钟之内可以发送和接收数百条信息，同时又有数百万个神经元被激活。

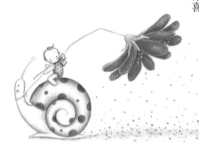

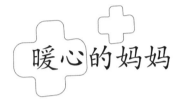暖心的妈妈

就要做妈妈了。从怀孕到分娩，每当你的身体舒展或收缩，宝宝总会施展惊人的技艺。在你迈向人生新台阶的过程中，也会体验到各种各样的情感。你肩负起一个重任，并在许多方面发生了翻天覆地的变化。这可能是你一生中最不可思议、最神秘和最愉快的一段时期，你奇妙的身体和大脑会共同工作来应付从怀孕到分娩的一系列改变。

妈妈的身体

从怀孕那一刻起，你的身体便逐渐适应了培育宝宝的需要。在一连串的变化过程中，激素分泌水平和心理状态最先发生改变。你的身体会滋养腹中生长的宝宝，并为分娩做好准备。在分娩时，变化将达到顶峰，帮助你以最佳的状态顺利度过分娩的关键时刻。在分娩以后，你的身体不仅能修复自己，还能哺育宝宝。

怀孕和分娩时的激素

激素在每个人的身体中都发挥着重要作用。体内分泌的激素通过血液运输，作用于各个器官。一些激素仅旅行了几毫米就到达了作用部位，另一些激素的行程却长达几米。在怀孕期间，由大脑和内分泌腺、胎盘和发育中的宝宝所分泌的激素促使你的身体为维持受孕、滋养宝宝和分娩做出重要的调整。

✚ 由卵巢中的黄体及宝宝的胎盘产生的雌激素和孕激素，随着孕程的进展而逐渐增加进入身体循环系统的量。它们不仅能松弛子宫、膀胱和消化道的平滑肌，还能松弛韧带和关节，帮助腹腔和盆腔扩张，并提高二者的柔韧性，为分娩打下基础。与此同时，它们还影响孕妈妈的情感和心绪。它们的负面效应包括引起便秘、静脉曲张及体液潴留。

✚ 由胎盘分泌的松弛素能进一步提高结缔组织及韧带的弹性，并提高盆腔和脊柱的柔韧性，促使子宫颈变软和成熟。

✚ 分娩开始时，由宝宝的大脑和胎盘分泌的激素能刺激孕妇的子宫内膜释放前列腺素，引起子宫强力收缩。

✚ 前列腺素的作用因妈妈和宝宝所产生的催产素的释放而得到加强。作为一种能使人感觉良好的"爱的激素"，催产素与内啡肽共同作用，可以引导分娩并促进子宫的持续收缩。

如果孕妈妈感觉温暖和安全，激素会分泌得特别多。爱的激素能激发孕妇的母性，有助于孕妇接纳宝宝，并为分娩做好准备。在宝宝出生以后，这些激素的分泌会帮助母子之间建立情感联结、促进哺乳并激发母性。

内啡肽、肾上腺素等构成了一种复杂的激素混合物，作为自主神经系统的一部分，能维持包括心脏的工作、血压、消化和排尿在内的多种活动。它还会影响孕妇的情感和心绪。内啡肽是一种天然的止痛剂、镇静剂和"极乐激素"。笑、冥想和运动都有助于提高孕妇体内的内啡肽水平，使孕妈妈在整体上感到快乐。内啡肽在整个怀孕过程中呈持续增高状态，在分娩时达到分泌的顶峰。同样，宝宝也在分娩的全过程中分泌内啡肽。

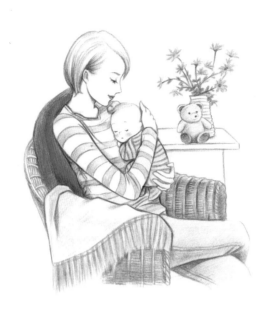

妈妈的情感

同身体变化一样，孕妇的心理同样发生了变化。理智的一面有所减弱而感性的一面有所增强，这是大自然在帮助孕妇提前进入做妈妈的状态。"爱的激素"会对妈妈哺育宝宝的方式产生非常深刻的影响。怀孕时，孕妇的感觉可能极好，也可能难以忍受，有时还会异常复杂。莫名其妙地流泪却又不乏喜悦，庇护宝宝的冲动、悲伤、做噩梦、恐惧和愤怒可能以无章可循的方式出现，然后又消失。尽管如此，控制情绪仍是怀孕的核心。

分娩之后妈妈的情绪变化

在分娩过程中，心理状态能帮妈妈做出本能的反应。在分娩后的几天里，妈妈会进入一个精神欢快的阶段。因为终于完成了怀孕和分娩，开心地看着自己的宝宝，妈妈的体内充满了促进爱和母性的激素。如果正在哺乳，一些"爱的激素"会保持在较高水平，妈妈会保持感性多于理性的状态直到断奶。妈妈已经从人生的一个阶段跨入另一阶段，把"旧的"自己抛在后面，披上了做母亲的"新的斗篷"。随着对自己和宝宝越来越多的了解，妈妈也会不断成长，日趋成熟。

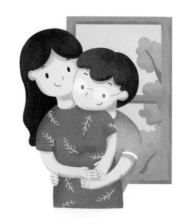

有爱的爸爸

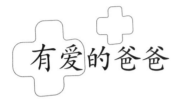

世界上恐怕没有哪个男人在得知妻子怀孕的消息后会不感到骄傲。丈夫的精子一旦使卵细胞受精，从此丈夫将加入妻子的怀孕和分娩之旅，并和爱的结晶一起组成新的家庭。

要当爸爸啦

随着时代的变化，许多父亲正越来越多地投入到家庭生活中，从宝宝出生前的护理到更换尿布，这些能帮助父亲同宝宝建立起持久关爱的联系。尽管如此，社会在变化，很多父亲都面临传统的一家之主、家庭支柱等观念与逐渐削弱的父权之间的矛盾。做父亲很难，他可能感到压抑和被孤立，也可能感到快乐和被支持；可能满怀信心和热情，也可能感到勉强和气馁，这些都取决于他所处的环境和夫妻关系。

爸爸要好好照顾妈妈哦

多数情况下，男性被寄予能在妻子怀孕期间给予支持的期望。如果和妻子住在一起，可以扮演很多角色，在晚上充当按摩师，深夜爬起来充当厨师，还可陪妻子谈心、逗她开心，当她的知心朋友，拥抱并爱抚刚出生的宝宝，做好新爸爸；当妻子恢复工作时，还可能成为一个家庭"主夫"。

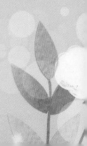

爸爸和妈妈的关系

在经历初为人父的惊喜后，男人要尽快站在崭新的角度认识夫妻感情、性生活以及自己在家庭中的价值。有时，妻子也可与丈夫转换一下角色，在丈夫展望未来时，妻子要给丈夫支持、关爱和指导。

爸爸与宝宝的互动

虽然丈夫没有像妻子那样承担孕育生命的重任，不过从妻子怀孕那天起就开始扮演宝宝人生中另一个至关重要的角色。从怀孕第4个月开始，胎儿便能听到和分辨爸爸的声音，爸爸可以在讲话时抚摸或轻轻拍打妻子的腹部，让宝宝感受爸爸的触摸。爸爸给予妻子的爱与支持，也会使宝宝受益。

爸爸与宝宝的亲密关系

如果爸爸在宝宝出世时守候在旁，就成为第一个看到他小脸的家人，还能在妻子产后恢复过程中照看宝宝。在宝宝出生后最初的2周内，当他在爸爸的臂弯里摆出各种姿势时，当他用哭声表达需要时，就会用眼神和爸爸交流了。宝宝从出生最初的几个月到之后的几年至关重要，可以影响父子将来关系的亲密程度。

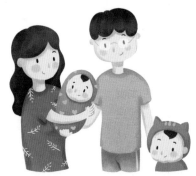

成为宝宝的守护星

　　如何做优秀的父母？关于这个问题，尽管有数不胜数的指导意见，却没有一定之规，因为适合自己和宝宝的方式未必适合其他人。如何做好父母的经验，可能更多地来源于宝宝，宝宝有许多办法让父母明白他感觉如何、想要什么，并帮助父母学习他的语言。亲子的关系并非一成不变，而是随着宝宝的发育和需要而不断发展。所以，父母和宝宝一样，一直在学习。

学做父母

　　拥抱、爱抚、喂奶、给宝宝穿衣和洗澡，是每个父母都要通过反复实践学会的技能，新手父母还可以从书本、课堂、父母亲和朋友，或者专家那里得到有价值的指导。几个月以后，新手父母掌握了一些育儿基本功，也善于分析自己宝宝的情绪并安抚宝宝的哭闹了。

新的家庭模式诞生

　　每个人的家庭都是独一无二的，有着自己生机和活力，这来源于全家人的互动方式，并伴随着宝宝个性的日益显露。家庭有不可思议的强大的生命力——它能影响一个人的决定、幸福和未来，并且会一直影响宝宝的成长。对一些人来说，宝宝出生后最初的 9 个月是最神奇的；而另一些人则觉得这段时间很难熬，度过这 9 个月之后，生活就会变得轻松有趣了。

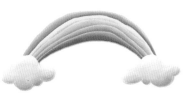

用心爱宝宝，更要爱自己

对于孕妈妈而言，从确定怀孕的那一刻起，甚至更早，需要照顾的就是两个人了。孕妈妈在生理以及心理方面关爱自己的方式，会对腹中的宝宝产生直接影响，并在宝宝出生后继续影响他。宝宝能够感觉得到孕妈妈体内激素和生理方面的变化。为了使母子两个人一切顺利，孕妈妈首先要注意的就是在孕期及产后照顾自己，从一点一滴关爱自己。

妈妈的心理健康

在人生发生重大转变的期间，出现情绪波动和性情改变都不值得大惊小怪。怀孕和做父母并不是人人都可以轻易做好的。实际上，许多女性在孕期的某些时候会感到忧郁，大多数女性在产后会感到心烦，一些女性觉得要表达或接受自己的情绪十分困难。如果感到沮丧，可以寻求帮助或倾诉，记住，你有权拥有这样或那样的感受，另外，你并不孤单。

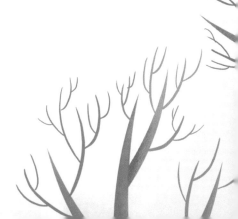

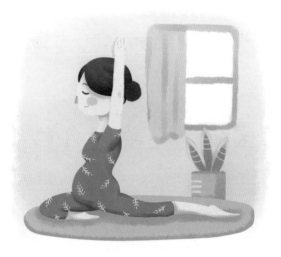

Tips:

在运动中放松

　　要想提高自己的快乐感，可以考虑通过适当运动放松身体。一旦你的身体得到放松，精神也会随之放松，担忧和焦虑就能得到缓解，感觉到健康和愉悦。

✚ 能缓和地提高身体柔韧性和躯体意识的方法之一是练习瑜伽。瑜伽就是缓慢伸展和放松身体的姿势和运动的组合。做瑜伽的目的在于放松身心，你会发现这正是即将做妈妈的你所需要的。

✚ 你可能发现怀孕时的自己比平时更容易走神，你开始更深刻地审视自己。每天或每周，花一点时间，通过冥想使自己平静或想象与宝宝对话，是专注于内心世界的好方法。

妈妈的形象

　　从怀孕到产后几个月乃至几年，许多女性会改变对自己身体的看法，这很正常。有的女性为身体奇迹般地补养、恢复感到自豪，从而获得新的自信，对担当母亲充满成就感和力量。有的女性则觉得身体被改变了，产后也很难恢复。锻炼和健康的饮食都是由内而外保持健康，找回快乐的重要途径。恰当地评价自己，可以让你感觉良好。你可能会发现独自做这件事很不容易，需要一个诚实和客观的好友来帮你挑选最适合现在身材的服装，为你的发型和妆容提供建议。

装扮自己的外表

　　每个人在怀孕时都得改变衣着习惯，多数人在产后数月才能恢复原来的身材。穿衣风格取决于每个人不同的爱好和所在的人际圈，当然也有一些指导可供参考。要抗拒把自己裹进帐篷似的连衣裙中的欲望，也要抵制把自己塞进十分紧绷的衣服里的念头。在怀孕的早期、中期，你都可以照自己平日尺码穿系带的裤子、收腰的外衣、扣扣子的衬衫，而无须套上孕妇装。一旦这些衣服变得过于紧绷，就到需要换上孕妇装的时候了，因为比自己平日尺码大两号的普通服装穿起来并不会比孕妇装美观。

给自己一点娱乐时间

知道自己不久就会少了自由时间，多了一份责任，这会鞭策你充分利用现在相对的自由。你可以在孕妇课程、外出旅行、读书、看电影或新的爱好中，找寻到快乐的源泉。十月怀胎还能提供一个好的机会，让你练习安排自己每天、每周的生活。如果你发觉自由的日子一天天地离你而去，见亲朋好友的间隔时间变得越来越长，或者工作似乎总也做不完，不妨重新规划一下自己的时间。

与丈夫的二人时光

在怀孕期间，留些时间与伴侣沟通情感，是向着和睦的三口之家迈出的积极一步。孕期分泌的激素和从孕妈妈向妈妈的过渡，通常能促进你们夫妻关系的改善。如果你有意识地做一些努力，让夫妻情感更加融洽，就会在更加忙碌的产后生活中提高效率。

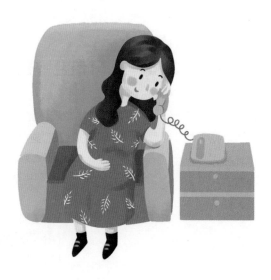

妈妈的人际关系

有的人从不会感觉没有朋友或缺少帮助，有的人则习惯生活在发小和家人的圈子里，还有的人在刚刚乔迁新居时会感到孤单。无论你的现状如何，你都可以有意识地拓宽交际范围。出去认识新朋友并不容易，但初为人母的时候却是做这件事的最佳时机。你可能在课堂、社区小组里或附近遇到其他年轻的父母，如果你觉得能够相处得来，不妨约好下次见面的时间，比如在你家或对方家。你与当中的一些人可能会成为亲密的朋友。

做个理智的妈妈

如果想做超出自己能力的事情，开始时会很有激情，但如果无法将这股热情保持下去，会觉得心烦并放弃所有的努力。最好从小处着手，逐渐加强。细微的改变能产生明显的效果，最好的方法是，写下你的决心并检视，随时做出改变以适应目前的情况。适合你的方式，也许是从某一方面着手或在许多方面同时做出改变，比如，开始做柔和舒缓的运动，学习瑜伽或按摩。

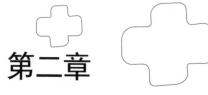

第二章

与宝宝相处的最初
10个月

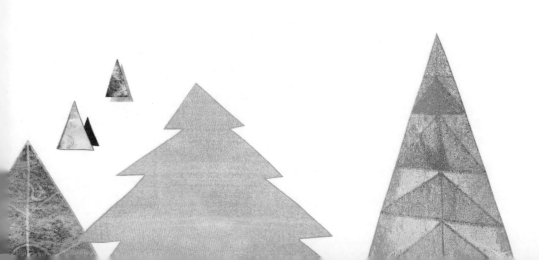

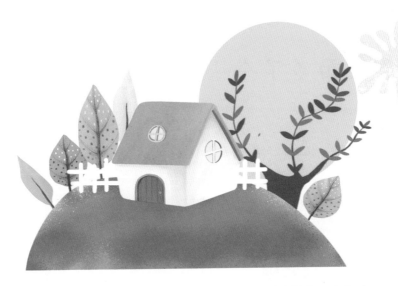

　　怀孕的10个月对于每个家庭来说都是一次挑战，宝宝在成长的同时，孕妈妈的身体和心理也在一点点发生着变化。这10个月中，孕妈妈要按时做产检，关注宝宝的健康，更要关注自己的身体和心理健康，与家人一起，为自己和家庭的未来做好规划。

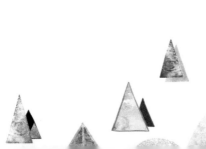

肚子里面多了个小宝贝

终于等到体验创造新生命所带来的喜悦的那一刻了。在怀疑已经怀孕乃至确诊已经怀孕的过程中，你可能感觉到自己的心脏跳动得比平时更强劲有力，脑子里将充斥着各种想法，有时充满期待，有时惊喜不已，有时兴奋满怀，有时还不敢相信自己已经怀孕了。不管是喜悦兴奋还是忐忑不安，怀孕的最初几周都将令你终生难忘。

怀孕有什么表现

有些女性会在梦中梦到自己已经怀孕，而有些则是她们的丈夫首先感到某种变化。虽然怀孕初期基本没什么感觉，但还是很有可能在孕后2周左右感到自己的变化，其中最早、最明显的表现是月经迟迟不来。随着时间的推移，你更确信自己的判断，这时其他的症状也将表现得更加明显。

身体变化

女性怀孕后依其生理机能的不同，表现会有差异。在孕后几天至几周内，你可能注意到自身的外形、感觉和举止有所变化，可能会感到乳房又胀、又沉、又痛，被胸罩勒得喘不过气来。

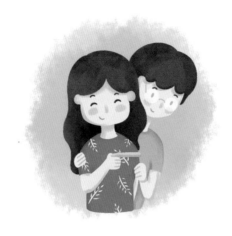

心理变化

就算孕妈妈的身体没有任何不适，情绪上也会出现一些变化。怀孕初期，就像来月经前几天一样，心绪飘忽不定，有时会莫名其妙地感到烦躁和忧郁，还会做一些奇怪的梦，这些梦可能是潜意识里向自己传递已经怀孕的信息。

孕早期的症状

孕早期的你可能会猛然发现裤子的纽扣系不上了，1个多月后小腹变得松软圆隆。孕激素还可引起许多其他的变化，比如心绪阴晴不定，小便次数增加，对食物挑三拣四，甚至感到恶心，皮肤和头发也会发生一些变化。

此外，还会有日渐严重的疲乏感，所以睡得往往比较早。有时孕妈妈还会伴有晕眩，体质变得很虚弱，随时都想坐下休息。有些孕妈妈还会感到恶心，常伴有呕吐。这种现象或是由于焦虑，或是因为其本人对恶心呕吐有易患性。

Tips:

妊娠试验结果呈"假阴性"

尽管妊娠试验的准确率超过 95%，但是月经周期延长，HCG 水平却不见升高，妊娠试验结果很有可能呈"假阴性"。如果你的妊娠反应强烈，自己感觉极有可能怀孕了，可以要求医生复查一次，这时最好改测血液中的 HCG。不过，医生通常会要求你一周后再做这项检查。

医生可能还会对你进行体检，如触摸子宫，看它是否增大变软，但这种检查一般没有其他检测手段准确。

假如复查结果仍然呈阴性，而月经始终没来，医生很可能要求你做一个超声波检查。如果是发生了宫外孕，一般会有诸如腹部压痛、子宫少量出血等症状。也有可能孕后 HCG 水平确实没升高，导致妊娠试验呈阴性，这种情况很少见，但不排除其可能性。

确诊怀孕

现在妊娠试验的设备已经相当的先进，精确度很高。孕后 7 天内，胎盘细胞会分泌 HCG，HCG 进入血液和尿液，妊娠试验便是通过检测血液和尿液中 HCG 含量来判定是否怀孕的。

什么时候可以检测自己是否怀孕

在怀孕后不久，你就可以通过尿液成功检测到 HCG 了。检测结果的判定因检测设备而异，可以是一个点、一条直线或者是一种特殊颜色的呈现。

不管你做妊娠试验时如何小心翼翼，通常都需要重做一次。如果你希望进一步确认，就要寻求医生的帮助了。医生通常会推荐你查血液中的 HCG，这种检测手段最准确，不过往往需要等更长的时间，费用也更高。

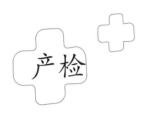

产检

一旦确定怀孕，你应该尽早到医院做检查。接下来便是一系列的常规检查了：孕28周前，每个月检查1次；之后每2周检查1次；孕36周后每周检查1次，直到宝宝出生。如此频繁的产前检查，就是为了保证早发现问题、早诊断和早治疗。

第一次正式产检：孕5周

第一次产检通常比以后几次的产检时间都要长一些，因为医生要花费大量的时间询问你的感受，回顾既往病史，并对以后9个月可能出现的情况做简单的介绍。医生充分了解你的情况后，会有针对性地开展护理工作。还会跟你做些简单的思想交流，比如，聊聊你对怀孕的期望，对妊娠教育的看法和产假期间的计划等。

第一次产检，需要做什么准备

第一次产检前你要了解自己和爱人的直系亲属健康情况。如果有可能，要丈夫和你一起去做产检，特别是第一次，他应该向医生说明既往健康状况，有无遗传病家族史等。同时，他也可以咨询、了解与怀孕相关的许多问题，以便在整个孕期给予你最好的理解和帮助，同时分享孕育新生命的快乐。

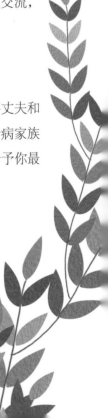

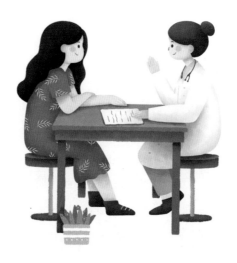

第一次产检都要检查什么

第一次产检时，医生一般要做双合诊检查，以了解子宫大小与孕周是否相符，作为预测预产期的依据，对月经不规律者尤为重要。若月经规律，但子宫大小与停经月份不符，则应做进一步检查以明确原因，必要时给予治疗。同时，医生将给孕妇测量基础血压，检查心肺，测血、尿常规及相关检查，指导下一次检查时间。对于有遗传病家族史或分娩史者，医生将会建议做进一步检查。对于不应继续妊娠者，如孕早期感染病毒、接触有毒物质或患严重疾病者等，医生有可能建议终止妊娠。对于有异常但可以继续妊娠者，医生将加强孕期监护，确保母婴安全。

以后的产检都要检查什么

以后的产检没有第一次那么全面，也不需要花那么长时间，每次检查是为了了解前次产前检查后是否一切正常，有何不适，以便及早发现异常，及早治疗。具体有以下几个方面：

询问前次产检后有无头晕、头痛、眼花、阴道出血及胎动变化等异常情况出现，测量并记录体重及血压，检查有无水肿等情况，复查尿常规及血常规，了解有无尿蛋白及贫血状况等。

测量宫高及腹围，了解胎儿大小，判断是否与孕周相符；同时检查骨盆、产道、复查胎儿方位，了解胎位是否正常；听胎心，必要时进行 B 超检查，以了解胎儿在子宫内的情况。

应该多长时间做一次产检

怀孕早期一定要到医院检查一次：医生将询问你停经后的情况以及夫妻双方有无与妊娠相关病史及遗传病家族史，测量体重及血压，做妇科检查，了解子宫大小与孕周是否相符，从而初筛某些高危因素。如果孕 12 周内确诊怀孕并继续妊娠者将进行登记及检查，建立孕妇档案，以后按期复诊，一般应在怀孕后 4 个月开始，每 4 周检查一次至孕 28 周；孕 28~36 周每两周一次；孕 36 周后每周一次至分娩。整个孕期检查一般需 10~12 次。

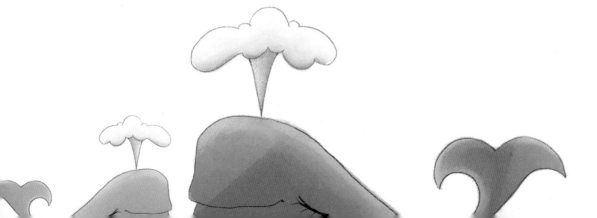

为什么要做 B 超检查

B 超，是先进的物理诊断技术，它在诊断胎儿畸形、发育异常及胎盘、脐带、羊水等病变中能发挥重要作用。为保证母婴安全，医生会在下列情况时建议做 B 超检查。

✚ 孕初期有阴道出血时，用以排除是否有宫外孕，是否有先兆流产，是否有葡萄胎。

✚ 妊娠周数与子宫大小不符时，用以了解胎儿发育情况，判断是否有胚胎停育现象，月经不规律者可帮助其确定预产期。

✚ 用以判断是否有胎儿畸形情况，应该在孕 18~20 周做。

✚ 用以了解胎儿生长发育情况，判断是否有胎儿宫内发育迟缓问题，多在妊娠中晚期做。

✚ 临产前估算胎儿大小，确定是否能够经阴道分娩。

✚ 当检查怀疑胎位不正，又不能确定时，可以通过 B 超检查帮助诊断。

✚ 妊娠超过预产期，要通过 B 超了解胎儿、羊水、胎盘等情况。

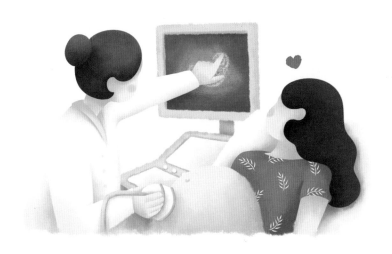

B 超检查会对宝宝造成伤害吗

　　B 超检查是产科中应用最为广泛的检查手段之一，B 超对胎儿到底有无伤害，在医学领域尚没有权威性定论，大多数学者认为 B 超检查对胎儿没有肯定的伤害。至今尚没有 B 超检查引起胎儿畸形的案例。目前，各医院在产科领域中使用的 B 超检查对胎儿是安全的。所以，你不必对做 B 超怀有恐惧心理。在孕期适时做 B 超检查是非常必要的，因为借助 B 超可以了解胎儿在子宫内的生长发育情况，可以及早发现异常，及早诊治。

　　但是，这并不意味着在整个妊娠期可以随意地做 B 超检查，而没有时间和次数的限制，正常妊娠者应该根据医生建议，在适当的时间接受 B 超检查，不可过多过频。

什么叫侵入性检查

这是一种特殊的检查方法，通过它可以获取子宫内少量羊水的样本、胎儿血液或绒毛。由于检查过程中需要用一根锋利的针穿破孕妇皮肤甚至子宫壁来取得样本，所以这类检查被称为侵入性检查。

侵入性检查可以检测出胎儿的染色体是否有异常，如唐氏综合征、神经管异常（如脊柱裂）和基因异常（如囊性纤维病、血友病、萎缩性肌无力、镰刀状细胞性贫血）等。脐带血穿刺检查还可以证实胎儿是否有贫血或者感染。

侵入性检查安全吗

这些侵入子宫腔的检查方法虽然只是小手术，但还是会给胎儿带来一定的危险。有经验的专家可以把风险降到最低，孕妇可以就这个问题和医生进行讨论。目前，这些侵入性检查造成流产的概率是 1%~2%。

用针刺入子宫腔的时候孕妇可能会感到一点儿不适，出于这个原因，医生会建议在穿刺部位进行局部麻醉，从而降低刺痛的感觉。

做完检查后需要特殊护理吗

做完检查后 1~2 天内应避免剧烈运动。孕妈妈可能会有少量出血现象发生，但是不必担心，除非出现发热的情况。在经阴道绒毛取样术后，出现少量阴道出血是正常的，出血往往是深棕色的，几天以后自然停止。如果出血超过 3 天，颜色鲜红或出血量较大、伴有血块，而且感到疼痛，应该马上到医院就诊。如无上述情况，只需在家适当休息，饮食上不需特别注意。

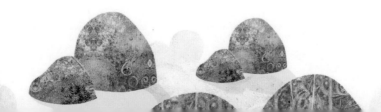

产前检查可能发现哪些异常

通过产前检查通常可发现如下异常：巨大儿、胎儿宫内发育迟缓、胎盘前置、先天畸形、染色体异常和遗传病等。各种异常的发病原因各不相同，巨大儿、胎儿宫内发育迟缓通常会伴随妊娠合并疾病，如糖尿病、贫血、心脏病等；先天畸形、染色体异常和遗传病多发生于年龄大于 35 岁或小于 16 岁、有遗传病家族史、接触过有毒物质或有异常分娩史的孕妇身上。

发现胎儿先天畸形怎么办

先天畸形是胎儿身体发育异常的表现，如兔唇、无心脏、无脑儿、脊柱裂、肢体缺陷如多趾等，这些不是染色体或遗传引起的，通常很难找到原因，少数可能与妈妈感染风疹病毒有关，也可能与饮食失调（如叶酸缺乏）、怀孕早期服药等有关。

发生兔唇、足内翻、多趾者，出生后通过手术治疗可恢复正常；严重畸形者，如有心脏、中枢神经系统疾病等，通常会在孕 24 周前出现死胎或流产，如出现死胎，不管任何时期发现，都应该到医院进行引产。

血液检查

特殊的血液检查是诊断疾病的依据，一般有 3 种类型。

（1）发现可能影响怀孕的现有疾病，如糖尿病、艾滋病等；

（2）基因疾病的诊断，这些孕妇可能意识不到，但可影响胎儿，如地中海贫血、镰刀型贫血等；

（3）检查血液中可能引起胎儿畸形的物质，如唐氏综合征等。

这些检查通常都是抽取孕妇外周静脉血来做检验，对母体、胎儿都没有危险性。检查结果一般是在下次到门诊例行产前检查时，由门诊医师告知。

唐氏筛查

唐氏综合征为第 21 条染色体上多了一条染色体，导致胎儿身体发育异常、智力低下等；唐氏综合征多见于年龄较大的产妇。该病发病风险与年龄的关系为：20~29 岁为 1/1000；30~34 岁为 1/900；35~36 岁为 1/400；37~39 岁为 1/250；40~44 岁为 1/100；45 岁及其以上者为 1/25。唐氏筛查是通过抽取母体血液筛查该疾病的一种方法，一般在孕 15~16 周抽血检查，根据血液中激素水平高低判断是阴性还是阳性，如为阳性则胎儿患唐氏综合征的可能性明显增加，约为 1/270。为明确诊断，需做有创检查（如羊水穿刺或脐带穿刺）。35 岁及以上的孕妇，应在围产期孕 28 周到产后期进行唐氏综合征筛查。此外，许多产科医生使用血液检查对一些年轻的孕妇在围产期进行唐氏综合征筛查。

弓形虫病检查

弓形虫病是寄生虫病，主要通过猫传染给人类，少数通过绵羊和猪传染。如果怀孕期间感染该病，会引起胎儿失明、癫痫、智力低下等。

为避免先天性弓形虫病儿的发生，应对有明显动物接触史的孕妇，在早、中、晚期分别检测弓形虫近期感染（IgM），以便及早发现弓形虫急性感染病例，及时终止妊娠或及早给予足量药物治疗。

妊娠糖尿病的检查

凡有糖尿病家族史、孕期尿糖多次检查为阳性，年龄大于30岁，体重大于90千克，反复出现霉菌性外阴炎、阴道炎，反复自然流产，曾发生死胎或分娩巨大儿，有畸形儿史，本次妊娠胎儿偏大或羊水过多者，都有患妊娠糖尿病的可能，医生将会建议这类孕妇做糖尿病检查。妊娠糖尿病对母婴都有危害，表现在易发生妊娠高血压综合征、羊水过多、新生儿低血糖等问题，增加巨大儿发生率和难产危险性等。

妊娠糖尿病没有及时治疗会出现什么问题

妊娠糖尿病对母婴的影响程度取决于孕妇糖尿病的病情及血糖控制程度。病情较重的影响就较大。对孕妇的影响主要表现为：妊娠期高血压疾病、羊水过多的发生率增高；因巨大儿发生率明显增高，难产、产道损伤、手术产的概率增高；易发生糖尿病酮症酸中毒和感染。对胎儿的影响表现为：胚胎发育异常，巨大胎儿、胎儿生长受限、早产、胎儿畸形等的发生率增高。所以及早检测，及时发现妊娠糖尿病，给予及时治疗是非常必要的。

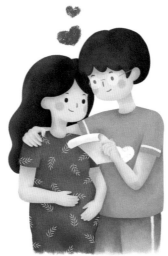

艾滋病（HIV）检查

HIV，即获得性免疫缺陷综合征，感染该病毒的孕妇在妊娠期能通过胎盘将病毒传染给胎儿，或分娩时经产道及出生后经母乳喂养都可能感染新生儿，所以HIV检查是很有必要的。

HIV病毒存在于感染者的体液中，如血液、阴道分泌物、羊水、乳汁、脑脊液中。对与HIV感染患者密切接触、有静脉注射毒品、使用进口血液制品、有多个性伴侣、患多种性传播性疾病的高危人群，应进行HIV抗体检测。目前，HIV感染无治愈方法，主要采用抗病毒药物及一般支持对症治疗。HIV病毒携带者或感染者，应选择终止妊娠。

Tips:

学会看体检报告

体检报告包括你的背景资料和每次产前检查的结果，还包括曾经分娩的情况和产后的护理计划。有时候医院会主动给你一份复印件，如果你需要外出，最好能随身携带一份。

乍一看这份体检报告，如同天书般令人费解——因为许多记录用的是速记方式，不同的医生速记的风格也不一致。不过不要紧，不懂就多问问。

一些常见的医学简写和术语：

✚EDD　预产期

✚LMP　末次月经周期

✚Primagravida 0 或 Para 0 第一次怀孕

✚经孕妇或者 Para 1 及以上　不止有一次大于 24 周的怀孕经历

✚7/52　怀孕第 7 周

✚FMF　感觉到胎动

✚FMNF　未察觉胎动

✚FHH　听到胎心

✚FHNH　听不到胎心

- Alb　白蛋白，可以在尿中检出
- BP　血压
- Fe　铁片，贫血时开的药
- Hb　血液中红细胞的水平，可以反映是否有贫血的可能
- SFP　子宫的高度，耻骨上端到宫底的高度
- MSU　中程尿样
- NAD 或 nil 或 a tick　未检测到异常（通常指尿样的检查结果）
- Oed　浮肿，即手掌、脚掌或脸部的水肿
- PET　先兆子痫（重度妊高征）
- TCA　复发
- VE　阴道检查
- Ceph 或者 Vx　头先露，即胎儿头部朝下最先进入骨盆
- Br　臀先露，即胎儿臀部朝下最先进入骨盆
- E//Eng　衔接，即胎儿头部进入骨盆
- NE　未衔接
- ROA 或 LOA　枕右前或枕左前，即胎儿枕骨朝前指向右方或左方
- ROP 或 LOP　枕右后或枕左后，即胎儿枕骨朝向母体后背指向右方或左方

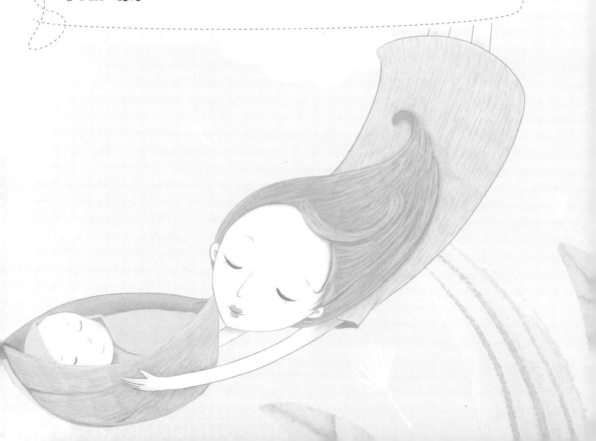

如何推算宝宝的预产期

女性的月经周期与月相周期十分相似，每个月相周期为28天，怀孕通常持续40周，即10个月相周期，用我们平时使用的月历法计算为9个多月。

受孕时间是由排卵时间和射精时间共同决定的，但分娩的时间则主要由宝宝决定。据统计，目前有超过80%的新生儿在预产期相差2周前后出生，只有4%的新生儿如期降生，而有2%~5%的新生儿出生时间与预产期相差2周以上。

通过月经周期推算预产期

人们常常使用月经周期（通常为28天）来推算预产期：以上次月经来潮的第一天为怀孕的第1天，排卵在第14天，预产期在排卵后的38周，即离上次月经来潮第一天为40周。当然，月经周期是因人而异的，有些女性为3周，有些为5周或6周，还有的女性很不规律。因此要准确推算预产期，需要综合考虑上次月经来潮的时间以及平均月经周期。

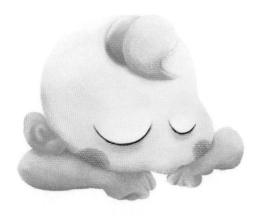

通过超声波检查推算预产期

超声波检查是推算预产期的最佳检测手段，还能够监测胎儿的生长发育情况。尤其在怀孕后前 12 周计算的精确度最高，多次重复测量相差大多少于 3 天。

什么时候用超声波推测预产期最准确

由于胎儿的成长受多种因素的调控，随着怀孕天数的增加，超声波检测的准确度越来越低，在怀孕后 12 周，多次重复测量的差值可从 3 天增至 3 周。如果检测结果与实际受孕天数出入很大，最好几周后再复查。

根据月经周期推算自己的预产期

✚ 如果月经周期为 4 周，预产期则为上次月经第 1 天之后的 40 周（即 280 天）；

✚ 如果月经周期为 3 周，预产期则为上次月经第 1 天之后的 39 周（即 273 天）；

✚ 如果月经周期长达 5 周，排卵时间通常比较晚，预产期则为上次月经第 1 天之后的 41 周（即 287 天）；

✚ 如果知道确切的受孕时间，预产期大概为该天的 38 周后（即 266 天）。

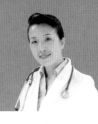

专家 面对面

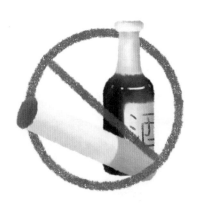

Q：2周前我参加了一个晚会，玩得通宵达旦，喝了大量的红酒，喝得醉醺醺的，还抽了许多的烟。现在我才发现自己当时已经怀孕，我很担心宝宝的健康，不知是否会受到不良的影响？

A：偶尔的一次烟酒并不会影响胎儿健康，喝酒、吸烟的危害性不仅取决于摄入量的多少，很大程度上还取决于摄入的频率。相较于一次性大量摄入而言，长期少量摄入的危害性更大。

在怀孕早期，如果你很想知道肚子里宝宝的发育情况，可以做超声波检测。

为了你和宝宝的健康，在这个阶段你最好放松身心，耐心等待。还要从现在开始，注意自己的生活习惯：要健康饮食，戒掉烟、酒。既然意识到这些不良习惯的危险性，就应该控制好自己。

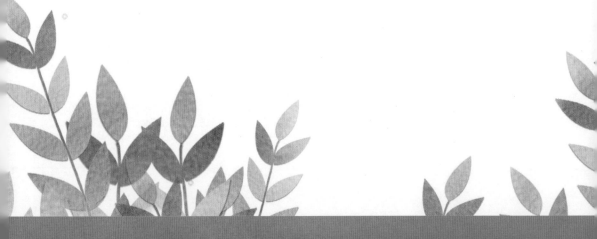

奇迹的开始：孕早期 1~12 周

　　宝宝在肚子里翻身，他的心脏怦怦地跳，在精神上与妈妈心灵相通，这种感觉真是美妙极了！随着宝宝的迅速发育，妈妈将体会到生命是多么神奇！妈妈和宝宝心灵相通，妈妈的身体无时无刻不在孕育着这个新生命。同时，妈妈也要面对怀孕过程中出现的各种问题。

身体的变化

怀孕1~4周宝宝的变化

　　在月经周期的第14天，精子穿入卵子的核心，两个细胞的细胞核结合，形成了一个新的细胞，即受精卵，这就是所谓的受孕过程。受精卵包含来自父母双方的遗传物质，构成了宝宝完整的遗传特性，包括性别、头发和眼睛的颜色、体格特征、性格以及智力。

　　受孕后1周内，受精卵不断分裂、增大，形成胚胎，沿着输卵管向子宫游走。受孕第2周末，胚胎植入子宫壁，变成一个扁平的圆盘，这个圆盘只有针头般大小，是由三层细胞构成的。最外层的细胞将分化成神经管，神经管最终会形成大脑、脊椎、神经系统、皮肤、耳朵和眼睛；中间那层细胞将分化形成骨骼、肌肉、心脏和血管；最内层的细胞则会形成器官，包括消化系统和泌尿系统。至此，宝宝顺利完成了从一个单一的细胞分化成胚胎的过程，不过从某种程度上讲，这个过程是他一生中风险最大的时期。

怀孕1~4周妈妈的变化

排卵时，子宫颈中的黏液受到激素的作用发生变化，有利于精子向卵子游动，还有助于受精后胚胎通过输卵管进入子宫。孕妇的心情也会受激素影响发生波动，这是排卵期的外部体征，同时性欲会有所提高，排出白带，腹部还可能有稍许疼痛。此时体温稍微下降，但排卵后很快就会回升。

虽然孕妈妈此时已经受精，激素的周期性变化仍然继续轮回。不过就在月经来潮前7天，发育中的胚胎分泌某些激素促使卵巢的雌二醇（Oestrogen）和黄体酮（Progesterone）这两种激素水平上调，在这两种激素的作用下，许多女性在妊娠早期出现了明显的早孕反应。

不同的女性对身体变化和激素改变的反应稍有不同。有的出现了明显的怀孕症状，有的则完全没有异样的感觉；有的在下个月经周期前一天猛然发觉身体不对劲，而有的根本毫无察觉。妊娠症状一般包括乳房胀痛、易疲劳和情绪化，还有可能出现尿频和恶心，虽然晨吐常出现于怀孕第2个月后，但有一些女性很早就会出现胃口改变的现象。

怀孕5~8周宝宝的变化

第5周末，宝宝的大脑和其他神经系统已经开始发育，心脏开始跳动，血管也已形成，连接宝宝和妈妈的桥梁——脐带也开始发挥作用。

在这段时间，胚胎的发育如同整合了人类进化的全过程，时而弯曲时而伸直。最开始的胚胎如同一只拖着长尾的蝌蚪，在脊柱底部有一个明显的突起，接着又状如游鱼，再过段时间则能看出哺乳动物的大致模样。此后才出现了五官分明的脸部：两只耳朵耷拉在头部两侧，嘴巴和鼻孔张开，视网膜形成。这时胎儿的四肢就像躯干上长出的萌芽，末端有一些小结节，将分别发育形成手掌和脚掌。胚胎的尾巴逐渐缩小，直到孕后第8周才消失，这时骨骼开始形成，胚胎外观已经清楚地显出人的模样。此时的胚胎大约有13毫米长，与6周前的胚胎相比，增长了1万倍。

怀孕5~8周妈妈的变化

这时妈妈体内的韧带开始变软、拉伸，以利于身体承受重量和分娩胎儿。为了满足胎儿的血液需求，心脏输出量将增加40%，供应乳房和腹部的血管系统迅速膨大。由于血液和组织出现水潴留，体重将不断上升。呼吸频率也会变得越来越快，有时甚至会喘不过气来。怀孕2个月时，尽管宝宝还很小，但是由于身体要忙于孕育这个小家伙，妈妈会觉得很容易疲劳，这也是孕早期孕妇最常抱怨的问题之一。

随着黄体酮激素分泌水平的不断升高，消化系统开始出现各种不适，如消化不良、恶心、排气增多、便秘。由于激素的作用以及额外的能量消耗，代谢率将上升25%左右，因此会出现多汗的症状，饿的也比以前快。有时孕妇总想吃东西，有时看到食物都会觉得恶心，什么胃口也没有。此外，由于激素的作用，胃口会发生改变，对一些食物毫无兴趣，对另一些食物则喜爱有加。

怀孕9~12周宝宝的变化

到了第10周，宝宝脊椎底部的尾巴就完全消失了，身体伸展开来。四肢已发育完全，手指和脚趾都长出了小小的指甲，不过额头大而突，鼻子小小的。这时的宝宝已经从胚胎发育成胎儿了。此时他体内的所有器官都已经发育成形，需要在妊娠后期继续发育成熟。骨骼也已经全部长成，但都还处于软骨的阶段。到了分娩期，这些软骨大部分会发生骨化，形成骨骼，但有一部分要直到成年才会完全骨化。

这个阶段宝宝的发育速度相当快，将从大约长2.5厘米、重8克生长到长约12厘米、重110克。之前将胚胎和羊膜紧紧包裹的胎盘退居于子宫和绒毛膜一角，在胎盘绒毛消失之后，沿着子宫腔内空闲的地方伸展，将羊水包裹起来。如果这时做一个超声波扫描，就会看到宝宝在肚子里活动的样子：他弓着身子，偶尔用小手小脚拳打脚踢，还会边皱眉头边晃头，小嘴一张一合的——这是一种吞咽反应和吮吸反应，能促使宝宝一出生就会吸吮。在做B超检查时你还可以听到他怦怦的心跳声。

怀孕9~12周妈妈的变化

到了怀孕第3个月末，子宫会凸现于骨盆内，医生可以在耻骨上方摸到子宫了，这时膀胱受到子宫的压迫反而减少了。腰部开始变粗，腹部开始隆起，不过这些变化可能只有孕妇和伴侣才会注意到。令人头疼的早孕反应可能已经让孕妇焦头烂额，不过放心，对大多数人而言从此以后所有的恶心、呕吐和易疲劳症状将慢慢离去。

孕妇这时的皮肤会出现一些变化。有的由于油脂分泌旺盛而出现一些斑斑点点，有的由于油脂分泌减少而变得很干燥。头发可能变厚、变软，富有光泽，油脂较多。该阶段孕妇会明显感觉到乳房发生了变化：乳房向外扩张并变大、变重，乳晕变黑变大，乳晕周围的结节增大并分泌少量的润滑液。以前的内衣可能现在已穿不下了，建议佩戴一个合适的、有支撑作用的胸罩，这样会感觉舒服一些。

孕妈妈的情绪变化

如果这个宝宝是妈妈期盼已久的，孕早期妈妈满脑子想的都是肚子里的宝宝，甚至充满了母性的自豪，根本很难集中精力做其他事情，日子自然过得有滋有味。

可有时候妈妈也会觉得困惑和焦虑，因为将来作为一个母亲要承担很大的责任，甚至可能需要放弃某些东西，这并非此时就能完全预料到的。许多女性都会因此感到很累、很难受，这时候就很难保持乐观了。不过，可以利用接下来几个月的时间勾画蓝图，解决这些问题。当然，如果现在还没有心情做这些事情，就先照顾好自己，这才是眼下最重要的，其他的事情可以过段时间再考虑。

人际关系

受怀孕影响最明显的是孕妇和丈夫的关系。你们对彼此的感情投入会越来越多，携手打造未来的那种感觉也很甜蜜。不过，如果你们俩的感情投入不一样多，比如有时候你更高兴，有时候他更投入，或者其中一个并不快乐，就会影响到你们的生活。

如果你们发生争吵，受激素的影响，原本脆弱的你，可能一下子变得很霸道、急躁和无理取闹，你丈夫的情绪也会像悠悠球一样起伏不定、时高时低，这将是你们面临的极大考验。一旦出现情感冲突，即使不是自己的错，也应该多听听对方的感受。此外，一起制定计划，解决实际的问题，会让你俩思想统一，减少冲突。

认真享受孕期生活

孕早期出现的疲惫感或不适会影响孕妈妈社交生活，这刚好也可以给孕妈妈提供一个很好的借口避免参加一些不喜欢的社交活动，当然也可能因此限制你了的爱好。一般情况下，女性怀孕的前3个月都会感到嗜睡和疲劳，其后精力逐渐恢复，怀孕三四个月后就能像往常一样精力充沛、兴致盎然了。

身体和体形

随着肚子的逐渐隆起，乳房越来越丰满，身体渐渐展现出了孕妇的别样风采。许多女性对这种奇妙的变化兴奋不已，每隔几天就要拍几张照片，想把怀孕的全程永恒定格下来；有的女性情绪波动比较大，脾气变得很暴躁；有的女性因怀孕出现了这样那样的变化，总是感到很不舒服；还有的女性因其他种种原因难以控制自己的情绪。

如果情绪不佳，你可以找其他孕妈妈或是已经生过孩子的女性交流，向她们寻求帮助。对她们倾吐心事后，她们多半会告诉你一切都很正常，这样你就不用总悬着心了。而且你还可以从她们那里得到很多怀孕的经验和赞美的话语。这时你会猛然发现，原来自己怀孕的样子其实看起来是很美的。

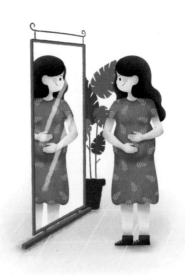

孕妈妈的饮食和体重变化

等孕妇意识到宝宝吸收的所有营养物质都与你的饮食密切相关以后，就会关注自己的饮食习惯，孕妇的膳食结构和体重也会相应地发生一定的变化。为了自己和宝宝的健康，孕妇应该注意健康饮食，吃那些有营养、富含维生素和矿物质的食物，同时要注意控制体重。体重的增长存在着个体差异，在怀孕的前 3 个月平均增重 1.4~1.8 千克是正常的。

锻炼和休息

对于那些出现孕吐反应或者精神比较差的孕妇来说，很难有心思去做运动。不过，定期进行体育锻炼，比如做做瑜伽，即便运动量很少，动作轻柔，仍然是调节身体和心情的好办法。如果能够继续保持怀孕前的运动或是从现在开始动起来，就不会觉得孕后行动越来越迟缓，反应越来越迟钝了，还可以保持身体健康，顺产的可能性更大，产后体形的恢复也会更迅速。

准爸爸该做什么

作为男性，准爸爸和妻子在怀孕早期的感受和经历存在着较大的差别。准爸爸可能整天喜滋滋的，兴奋不已，也可能因为生活发生了巨大的改变而心生烦恼。也许这件事来得有点突然，但相信等看到 B 超扫描图像中可爱的宝宝时，准爸爸会顿时开心起来。不管对即将成为父亲这一事实的实际反应如何，都会考虑许多问题：和妻子的关系、责任、工作、金钱和时间。有时会担心自己无法胜任父亲这个角色，有时会为即将面对的分娩心生忧虑，这些情况都很正常。每个即将当爸爸的男性都要经历怀疑和忧虑这一过程，应该与妻子一起解决这些问题。

性和亲密生活

怀孕带来的快乐可能会令夫妻俩的心灵更加接近，举止更加亲密。这时孕妇可能感受到全新的性生活快乐——乳房变得更完美，阴道也会分泌更多的润滑液。在孕中期可以放心地过性生活，除非孕妈妈曾经流产过，医生不允许这样做。

工作和开支

在孕早期，孕妈妈的花销并不一定很大，有些人甚至整个孕期都没有什么额外开销。不过，最基本的开支还是需要的，买几套孕妇服和温和的护肤品，吃的东西也要讲究健康卫生，也许还需要把车修一下，或者把数码产品的操作系统升级一下，这些都需要钱。经济窘迫往往是引起精神紧张的主要原因，因此，你们很有必要弄清楚自己的支付能力，看哪些买得起，哪些买不起。这时，可能需要学会省钱，并为工作和产假做出具体的安排。

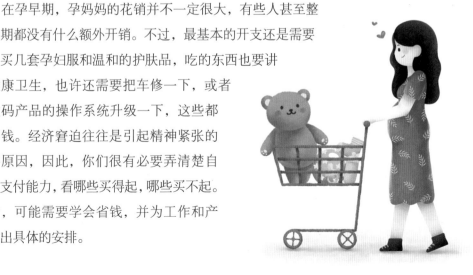

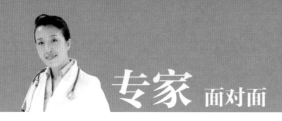

专家 面对面

Q：为什么我会觉得压抑、沮丧呢？

A：许多孕妇在孕早期（怀孕1~3月）会备感迷惑，因为她们突然失去了往日的快乐和激情。究其原因，影响因素相当多：对于那些患有经前综合征的女性，在孕早期也会出现类似的症状，因为这时的雌二醇和黄体酮水平在持续升高；恶心、呕吐、饮食习惯的改变以及饮食量的减少都会使孕妇精神萎靡不振；如果家庭氛围和经济状况不佳，还会时刻担心以后可能发生什么事情；而如果怀孕之前就有这样或那样的顾虑，还会担心这种紧张情绪是否会影响到自己和肚子里的宝宝。

在孕早期要克服这些困难，战胜自己，是完全有可能的，等到精力恢复后，就会发现世界仍旧如此美好，快乐无处不在。如果事与愿违，你总是无法克服内心的焦虑，没关系，看看我们给你的建议。一般来说，在分娩后这些不良情绪就会得到缓解或者完全消失。

Q：我总是觉得筋疲力尽，总是很困，怎么办？

A：不要着急，在孕早期感觉精神疲劳是很正常的，因为你体内的激素水平发生了很大的改变，饮食模式和情绪的改变也会影响你的精神状态，不过3个月后这种症状就会有所改善了。所以，你没必要刻意地想要改变什么——这样做实际上会增加你的心理负担，结果适得其反。不要操心那么多啦，不妨躺下来静静地感受宝宝的心跳，美美地睡上一觉，你会发现放松身心是一件多么快乐的事情。吃得好的同时别忘了做点运动，即使只是少量轻微的活动，也会让你受益匪浅。如果工作时你觉得有点力不从心，最好给自己减减压，少干点活，或者放慢速度，慢慢做。回到家后，也别把自己困在家务活里，要尽量多休息。

Q：我每隔几分钟就想小便，怎么办？

A：怀孕后，女性的肾脏生成尿液增多，加上膨大的子宫对膀胱的压迫，排尿次数明显增多。不过到了第12周，子宫位置上升，对膀胱的压力会减少。通常来说，尿频多是因为膀胱炎引起的，这时，你可以留点尿液进行化验，看是否有感染。为了睡个好觉，记得晚上少喝水，不过白天就需要大量地补充水分。

Q：如何摆脱恶心？

A：如果恶心症状没那么严重，可以多喝水，每隔3~4小时吃点消化慢的食物，这样就可以保持精神饱满了。如果症状比较严重，通过一些常规疗法、附加疗法也可以得到缓解。如果症状严重，出现呕吐不止、严重脱水等症状，不要耽搁，赶紧去看医生吧！

A：孕后6~8周，胚胎植入子宫壁，会引起少量的阴道出血，不过植入过程一结束出血也就停止了。持续的出血，尤其是持续大量的出血，往往是流产的先兆，但不一定会发生流产。有出血症状，并不表明胎儿的发育存在问题，建议去看医生。如果出血不止，可以做超声波检查，以帮助查找出血原因，确定胎儿是否发育正常，并对怀孕状况进行综合评价。

Q：我发现内裤上有血迹，这是怎么回事？

Q：什么时候向大家透露怀孕的消息比较合适呢？

A：这要因人而异。你既可以确认怀孕就告诉大家；也可以只偷偷告诉最要好的朋友，对他人则秘而不宣，直到时机成熟再公布。许多夫妻会选择在孕后12周左右发布消息，因为这时可以做超声波检查，从而确认胎儿是否发育正常。此外，在一些特殊情况下，可能需要延迟一段时间再发布消息：比如是某项工作的最后期限快到了，你需要抓紧时间收尾；或者正在谈一个重要的项目，要签一个很重要的合同，你不希望因为怀孕而影响到这些事项的进展。

A：怀孕后，激素对胃肠道蠕动的作用和个人饮食习惯的改变常常会引起便秘。为了预防便秘，你每天要摄入足量的水（1.5~2升），要多吃含纤维丰富的食物、如黑面包和大米，最好在食物中加入颗粒亚麻子，每天吃2~3次。如果效果仍然不佳，可以吃点容积性泻药，比如乳果糖。极少数情况下，有的人仍不见效，这时就得服用强效泻药了，但具体用药必须遵照医嘱。

Q：我经常便秘，怎么办？

期待宝宝的降临：孕中期 13~28 周

到了孕中期，子宫开始隆起，胎动也日渐明显。刚开始只是稍微的动感，到了第 27 周，这种动感便转变成明显的踢痛。这个时期是怀孕全程中最有活力的一个阶段，孕妈妈也可以趁机为即将来临的分娩和未来的生活做好打算。

怀孕期间身体和宝宝的变化

怀孕13~16周宝宝的变化

在这个阶段，宝宝的脸部、四肢和器官迅速成形，通过超声波扫描，可以看到宝宝精致的眼睛、鼻子和耳朵，这段时期宝宝的身体发育比大脑发育要快很多。宝宝此时皮肤呈半透明状，皮下的血管清晰可见。由于宝宝身体里还没有任何的脂肪组织，看起来瘦骨嶙峋的。接下来的几个月里，部分骨骼开始硬化，指甲长了出来，舌头上的味蕾细胞逐渐形成，牙龈处也长出小小的牙根。在大约第 15 周时，宝宝就可以听到声音了，妈妈的心跳声、胃肠道消化的声音以及其他声音便构成了他的有声世界。

怀孕13~16周妈妈的变化

在13~16周，经常呕吐、极度疲劳的症状开始缓解，孕妇的感觉要好多了，精神状态也逐渐恢复。这种改变有可能是暂时的，也有可能维持好几个星期。肌肉和韧带逐渐变软，这让孕妇的感觉自己心情越来越放松，身体越来越柔软。腹部隆起越来越明显，还可以感觉到肚子里的宝宝在蠕动，刚开始就如蝴蝶在里面轻盈飞舞，只有极为细微的感觉，接下来这种感觉越来越明显，疼痛越来越剧烈，这是因为宝宝在肚子里活动幅度越来越大。

怀孕17~20周宝宝的变化

宝宝的每一种运动，都有利于促使肌肉和大脑之间的神经旁路连接，使大脑内部之间的神经旁路发育更加完善。大脑皮层是感觉和思维的神经中枢，从第 10 周就开始形成，到了第 17 周发育成熟。

宝宝生长发育的速度取决于两个方面：自身的遗传性状和从胎盘获取的营养状况。到了第 18 周，宝宝大约就有 19 厘米长，体重大约是 170 克。通过一种特殊的听诊器可以听到宝宝的心跳声。

怀孕17~20周妈妈的变化

如果这时还没有感觉到胎动，不要紧张。对于那些初次怀孕的妈妈来说，很多人经常要等到第 20 周后才会感受到明显的胎动。

孕激素从怀孕那天起就开始在体内发挥作用，引起身体的种种改变，孕妈妈可以明显地感觉到皮肤的肤质发生了改变，发质也有所不同，甚至呼吸都跟以前不一样了。恶心感逐渐缓解，有些孕妇开始发胖。

怀孕21~24周宝宝的变化

到了这个阶段的末期，宝宝身长是 20~25 厘米，体重大约是 340 克。皮肤盖满了细软的短绒毛（胎毛）和白色的蜡状"外衣"，它们能起到锁住皮肤水分的作用，皮下也渐渐有了脂肪储存。因此，这时的宝宝看起来比较臃肿，是为保证出生后有足够的能量，直到实现正常喂养。

怀孕21~24周妈妈的变化

这个阶段妈妈可以感觉到胎动了，虽然次数不一定很多。宝宝的活动没有规律，形式不一，而且可能非常微弱。这种感觉是很棒的，是怀孕以来第一个积极而富有活力的阶段，值得举杯庆祝。妈妈的肚子也会膨隆起来，不过具体的膨隆程度，与孕妇自身的体格、宝宝的大小和羊水的多少有关。有些孕妇肚子隆起得比较高，有的则比较低；有的看起来很臃肿，有的则比较结实。

怀孕25~28周宝宝的变化

这个阶段，宝宝的身体随着肌肉、器官、四肢、眼睛、耳朵和嘴巴的发育和运用而逐渐成熟起来，丘脑与大脑皮层的连接也越来越紧密。丘脑在大脑中主要负责感知疼痛和情感，大脑皮层主要负责思考。伴随着大脑的逐渐发育成熟，宝宝开始学会记事，并且从那些翻来覆去的经历中学会一些事情，比如倾听、感知母体的活动、吞咽、小便和触摸子宫壁。

怀孕25~28周妈妈的变化

这时，宝宝在肚子里的折腾已经成为孕妈妈生活中的一部分了，不管是白天还是在黑夜，妈妈都能够习以为常了。宝宝那强劲的踢动，已经不是以前那种蝴蝶飞舞般的扑动。只要把手放在腹部，就可以感觉到小家伙的淘气了，甚至可以用肉眼看到宝宝踢着妈妈的肚子时形成的凸起。虽然宝宝的这种活动是没有规律的，但时间长了妈妈仍然会发现，在妈妈休息时、进食后或者精神亢奋时，宝宝动得比较欢。

妈妈情绪的变化

到了孕中期，孕妇开始接受即将成为一个妈妈的事实了，等这个阶段过去后，已经走完了怀孕全程的2/3了。此时妈妈仍然情绪高涨、高度敏感，并且开始为即将到来的分娩感到焦虑或兴奋。

妈妈可能已经开始思考怎么照顾宝宝，如何成为一个称职的好妈妈，怎样才能做到最好。这种情况很正常，也很有趣，有着积极的一面，因为其中有些想法很现实，完全可以实现；有些则不然，需要花费更多的时间好好考虑，做好准备。到了孕中期末，妈妈开始将焦点放在自己和宝宝身上，并且经常做梦，梦的内容有时候很恐怖，如有关分娩、死亡或者伤残，这些都很正常，随着分娩日期的逼近，潜意识里会感到担忧和害怕。

感受宝宝的存在

有些孕妇觉得在宝宝出生很早以前就能够与宝宝心灵相通了，有些则觉得两颗心的距离很遥远，还有些要等到宝宝出生之后才能感受到他的存在。要想感受到宝宝的存在，最好的方式是找一个没有干扰的地方，集中精力，静静地用心去感受。也可以采取一些放松心情的方法：呼吸训练、想象或者瑜伽，这些方法可以净化思想、引导体内的力量。通过这些方法，妈妈可以感受到一种复杂的情绪，体会到自己与宝宝之间的联系，从而增强自信心。

人际关系

通常来说，虽然仍然存有一些诸如背痛和疲劳的症状，大部分的孕妇在这个阶段情绪很好，乐观向上，可能开始向往再次融入社交生活了。同样，在人际关系方面，大多数人会表现得更加积极，并且开始规划未来。如果在怀孕之初，你与丈夫的关系就已经如同磐石般坚定，现在你会感觉你俩的关系更加亲密了，并且乐于两个人一起勾画未来。

认真享受孕期生活

在孕中期，走出家门散散心是一个很不错的选择，这时孕妈妈既不会受到孕早期不适的困扰，也不用担心发生早产。不过记得在出发前，无论是去哪，务必要带上孕期保健卡，以备不时之需。如果准备去偏僻的山村，最好在出发前做一个超声波检查，确定宝宝是否发育正常。如果出国旅游，在饮食方面要确保吃的食物、喝的水安全卫生，避免发生胃肠道感染。如果恰好需要接种疫苗，或者正在接受抗疟疾预防治疗，最好将行程推迟一段时间。在孕 32 周之前，孕妇都可以大胆地乘坐飞机旅行。

选择合适的分娩方式

选择怎样的分娩方式，决定了你在哪儿生产。如果你决定在水中分娩，就得找一个支持这种分娩方式的医院；如果你希望分娩时同时有产科医生、儿科医生和麻醉师在场，可能就得到省市的大医院去预定床位。

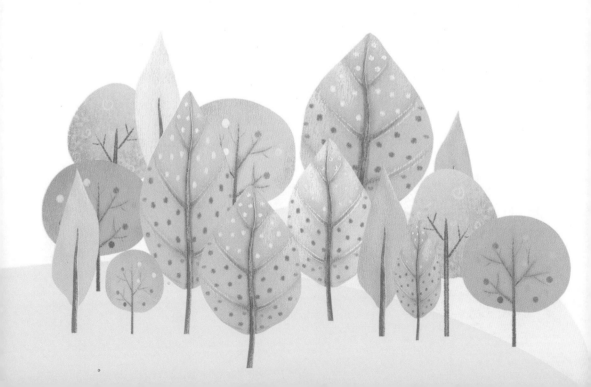

身体和体形

从孕后14~27周，孕妇身体的变化是非常大的：原来扁平的肚子逐渐圆隆，胸部也越来越丰满。这种变化可能使妈妈感到非常自豪和快乐，尤其是当丈夫也为之深深迷恋时，孕妇对自己体形变化的满意度会更高。如果你并不喜欢这种变化，就请记住：这种变化只是暂时的，几个月之后身材仍会恢复到原状。你可以不用那些又宽又大的衣服把自己罩起来，这样会感觉好一些。背挺得更直一些，买一些能凸显身材的衣服，因为由此获得的任何一句恭维语，都能够给你带来无尽的愉悦。

妈妈该吃些什么

也许你在头3个月会经常感到恶心，吃不下东西或者是胃口不好，现在应该不存在这些问题了。相反，此时你很清楚自己该吃什么，不该吃什么。如果你没有时间自己煮饭，最好每周都买点健康的食品储存起来，比如新鲜蔬菜、干净的沙拉、烤马铃薯、新鲜的酸奶和全麦切片面包等。如果你自己做饭，可以做双份的菜，另外一份存起来下一顿吃。如果你只是不喜欢做饭，可以让朋友或者家人帮你，或者去清洁卫生的餐馆就餐，或者干脆打包回家吃。

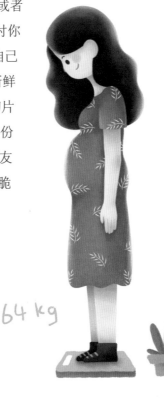

64 kg

妈妈的体重变化

要特别注意含糖量比较高的食物和饮料，包括水果汁和可乐类饮料，这些东西含糖量太高了，超过了你的摄入需求，需要尽量避免。你还要继续补充维生素和矿物质。由于宝宝的生长发育迅速，你不可避免还会继续增重。不同的人体重增加幅度相差很大，平均大约是每星期增加500克，从孕14~27周增重3~6千克。

锻炼和休息

随着怀孕时间的推移，虽然曾经让你烦恼不已的疲倦感和孕吐已经消失，但你可能会发现，如果自己连续几小时坐着不动就会全身僵硬，如果适当运动一下，顿时便充满活力，而且更容易集中精神思考问题。通过锻炼身体积攒的精力和能量，可以让你在分娩时和产后照顾宝宝时游刃有余。你可以通过适当的锻炼改善自己的健康状况、血液循环和肢体柔韧度，比如可以出去游泳、散步，即便只是呼吸新鲜的空气也不无裨益。

准爸爸该做什么

妻子渐渐隆起的肚子和逐渐臃肿的身体，昭示着丈夫当爸爸的日子越来越近了。当丈夫贴着妻子的腹部感觉宝宝做踢腿运动时，就有了那种与宝宝血浓于水的亲密感了，到了这个时候，有些计划也需要开始付诸行动了。

如果丈夫继续忙于工作和社交活动，可能就会冷落妻子，无法顾及她的感受。而目前正是妻子需要更多关心和照顾的关键时期，这可能给丈夫的日常生活带来压力。此时，最好两个人坐下来一起探讨彼此的需要，从而最终找到一个双方都可以接受的平衡点。

性和亲密生活

　　随着身体状况的逐渐转好，以及对流产恐惧心理的慢慢消失，孕妇又开始有了继续过性生活的需求。不过，孕妇现在的体形并不适合传统的做爱姿势，采用一些新颖的姿势可以让你们获得更多的快乐和激情。与平时相比较，孕妇的某些部位会变得更加敏感，这种敏感性有时是好的，有时则不利于你们的性生活。你应该跟丈夫挑明这些变化，这样可以促进你们之间的性关系更加密切。当你们做爱时，宝宝可能会感觉到你们的活动和声音，不过宝宝不会对你们的性生活造成干扰。对宝宝来说，性高潮后"性爱激素"的释放也能给他带来积极的影响。

孕妇培训班

　　参加孕妇培训班可以获取知识，获得专业指导，找到更多朋友——对许多孕妇来说，这都是相当重要的，是产前准备的重中之重。培训班一般是在诊所或者医院的会议厅内举行的，探讨包括分娩注意事项、缓解疼痛，以及母乳喂养和基础婴儿保健等方面的知识和经验。

　　有些培训班就像一个工作室一样，孕妈妈或者年轻夫妇都可以参加；有些则更像一个学术讲座；还有些培训班的课程是在产科举办的，参与者可以直接参观产房和产妇的看护室。

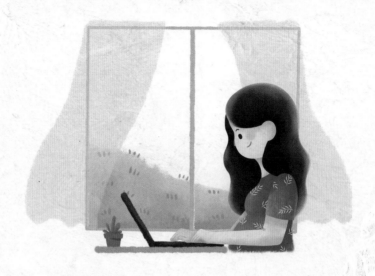

工作和开支

在孕中期的这 3 个月，需做好详细的产假计划，还需研究经济问题。有些事情可以过些日子再说，但是最好是提前商讨好，这样做起开支预算来会容易些。

在工作中，孕妈妈可能开始感到疲劳了，要改变这种情况，首先要改善睡眠质量，确保吃得好睡得好，并适当地做些运动。可以考虑向同事寻求帮助，以减轻自己的压力。一般来说，平时注意多休息就没问题了，也可以减少工作时间或者提前休假。

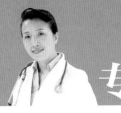

专家 面对面

Q： 我找医生两次了，感觉很不好，因为我们在分娩上的观点不一致，我该怎么办呢？

A： 你跟医生的关系不好，这点很遗憾，也很少见，因为大部分的医生都很友好，也很开明。他们选择从事这个行业，多半是因为喜欢跟年轻妈妈和宝宝打交道。通常来说，如果你有什么特殊的需求，医生会尽力满足，除非你的要求与医院的规定相违背，或者医生没有相关的经验帮助你。

与医生关系不好是一件很尴尬的事情，让人左右为难。你可以多听取几个医生的意见，虽然要处理多种不同意见也很棘手。你也可以询问是否有跟你意见一致的医生。处理这种问题时，要以礼为先，但是立场要坚定，也许最终你们能够达成一致。

A： 孕妇的受关注度仅次于怀抱宝宝的妈妈，她们总能在公众场合吸引众多的眼球。即将出生的小宝宝总是令人们产生好奇心和兴奋感，有些人就情不自禁地想知道你怀孕多久了，想要男孩还是女孩，有些人更过分，没经过你的允许就摸你的肚子，还自作多情给出很多你不需要的建议。等宝宝出生后，这些情况还会愈演愈烈。对此，你应该尽量降低不满情绪，对他们提的建议，可以左耳进，右耳出，在做决定时也不用有什么心理负担。但你应注意区分，有时候这种不请自来的建议也很有帮助的。

Q： 在街上，很多陌生人总喜欢拿我隆起的肚子当谈资，自作主张地给我提供各种各样的建议，我该怎么办呢？

Q： 我总担心自己没办法照顾好宝宝，这种紧张情绪正常吗？

A： 不要操心这么多，到时候你自然而然就知道怎样照顾宝宝，尽好一个妈妈的责任了。实际上，从怀孕第一天起，你就已经开始学习怎样照顾宝宝了。想融入宝宝的生活，你只要多花些时间陪他，听他说话，看着他就可以了。每个人学会照顾宝宝的速度都不一样，也许你得经过很长时间才能找到那种感觉，建立起信心

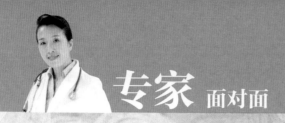

专家 面对面

并活学活用。如果你是那种心灵手巧的人，通过日后生活中的实践，很快就可以摸索到最佳的照料方法；如果你有点笨手笨脚，最好在宝宝出生前先把护理的技巧练习娴熟。可以先学具体的操作过程，从喂奶、换尿布，到摸索宝宝的睡眠规律。不过，最好的学习方法是跟刚生了宝宝的妈妈长时间相处。你也可以参加一个产前培训班，到那里寻找喂养宝宝、给宝宝换尿布等育儿经验。也许刚开始时你会觉得有些难堪，但很快，你就会发现这种办法很管用，学起来见效特别快。

Q：以前我除了睡觉还是睡觉，什么事情也不想做，现在却精力充沛，自我感觉很好。反差这么大，有没有什么问题呢？

A：这是整个怀孕期间最轻松的一个阶段，你能有愉悦的心情和良好的感觉很好啊，没什么不对劲的。而且，如果你有这种好的感觉，也能给肚子里的宝宝带来积极的影响。总的来说，这段时间是保持身体健康的好时机。

A：怀孕后，妻子对丈夫的吸引力可能会有所下降，这种情况并不少见。可能是因为丈夫觉得自己承受的压力也挺大的，而且总是被大家忽视；也可能是因为妻子的心思全放在宝宝身上，使得丈夫内心很不是滋味，甚至滋生忌妒心。丈夫的这种情绪在宝宝诞生后会有所改善，但也可能变得更加强烈。

Q：我觉得自己挺好的啊，但是老公却说我没有以前漂亮了，不知道这种情形还要持续多久。

你可能对丈夫所持的这种态度感到很不满，觉得他自私又不懂得体贴，不能给你精神上的支持。这时，最好把问题挑明，这对你们双方都有好处。虽然怀孕只是一个短暂的过程，虽然你的体形还可以恢复，但必须承认，这个过程是挺长的，有好几个月呢！你们应该站在对方的立场上看问题，两个人才能够找到平衡点，愉快地接受现实。

Q：我妈妈不同意我做硬膜外麻醉，孰是孰非？

A：你和妈妈所处的时代完全不同，时代在变化，分娩方式也一直在发生着变化。因此，你们所采取的分娩方式自然也会有所不同，对各种分娩方式的优缺点，以及该采用什么样的分娩方式，你们都会有各自的观点。硬膜外麻醉是近些年才出现的一种分娩方式。除了如何分娩，你和长辈可能还会有其他的分歧，例如，如何喂养宝宝、宝宝生病时如何处理等。

妈妈反对你做硬膜外麻醉，也只是你们所持的观点不同，并不代表她说的就是正确的，孰是孰非并没有一个标准的答案。不过，通过你们解决问题的方式，可以看出你们平时是如何进行思想交流的。如果妈妈始终把你看成一个没有长大的孩子，什么事情都想替你一手操办，而你也发现了这个问题，会出于本能跟她对着干。如果时间比较充足，你最好仔细考虑一下是否真的要做硬膜外麻醉，腾出足够的时间和妈妈交流观点、交换意见，从而使你们双方都能够受到尊重，倾听对方心声。最终决定采用什么分娩方式，如何照顾宝宝的人当然还是你。

最后 10 周：孕晚期 29~40 周

这一阶段是怀孕的最后 3 个月，孕妇体形变化最明显，最终以胎儿呱呱落地结束。

身体的变化

怀孕29~32周宝宝的变化

在这个阶段，宝宝的体重将从约 900 克增加到约 1800 克，身长也将增至 40 厘米左右。他会经常睁开眼睛，开始形成睡觉和清醒的规律。宝宝可以识别出妈妈讲话的声音、她周围人的声音以及常常播放的音乐声。宝宝还会常常做梦，实际上，宝宝 80% 的睡梦时间都处于快速眼动睡眠期（REM）。

怀孕29~32周妈妈的变化

在这个阶段，妈妈的身体由于要开始为分娩以及产后哺乳做准备了，将发生很大的变化。乳房可能开始分泌初乳了，下腹部也感觉越来越紧绷，那是因为子宫收缩越来越频繁，强度越来越大。这种产前的子宫收缩在接下去的几个星期里，强度会变得越来越大。出现宫缩并不代表着要临产了，也不是因为阴道分泌物增多，而是很正常的现象。如果感觉到身体总是偏热（夏天则会感到很燥热）也是很正常的。你还可能变得很健忘，特别容易分心，从拿钱包到离家前带上钥匙等芝麻小事，都要依靠备忘录来提醒。

怀孕33~36周宝宝的变化

到了第33周，宝宝的体重大约是2800克，其后每个星期大约增重280克。随着时间的推移，宝宝发育越来越成熟，皮肤皱褶越来越少。到了第34周，宝宝的指甲长到了指尖，大脑的听觉和语言中枢也发育成熟了。因此，出生后不久宝宝就可以对你的话语做出反应了。咀嚼的感觉神经和口腔方位之间的联系也已经建立起来，所以，宝宝在出生后的几小时内，就能够模仿你舌头的运动。每个宝宝的睡眠周期不尽一致，不过在这个阶段，宝宝通常是每隔30~50分钟睡一次。

怀孕33~36周妈妈的变化

随着宝宝重量的持续增加，妈妈身体韧带逐渐变软，骨盆变得越来越宽。如果之前你感觉骨盆或者后背有点痛，现在这种疼痛可能加剧，尿急的情况也越来越频繁。水潴留的情况日渐严重，手脚都可能发生水肿，尤其是在夏天。所以需要经常休息，把腿抬高。有时候，宫缩的强度会有所增加。如果下腹部紧绷感越来越频繁，而且伴有疼痛，就得引起重视，这可能是早产的迹象。

怀孕37~40周宝宝的变化

这段时间，宝宝开始为娩出做准备了：羊水量慢慢减少，宝宝则继续生长。到了第37周，宝宝的体重一般都会增加到3000克左右。如果宝宝是臀位，可以加以纠正。怀孕足月后（一般是在孕38~42周），宝宝的肺部已经发育成熟，可以吸入空气了，大脑细胞也已经高度完善，听觉也非常敏锐了。随着大脑内神经元之间联系的逐渐建立，宝宝的头部体积越来越大。发育足月后，由于生长十分迅速，大脑皮层的表面不再像以前那样平整光滑，而是像胡桃核一样布满了皱褶。

怀孕37~40周妈妈的变化

随着预产期的临近，虽然身体特别容易疲劳，妈妈反而感到心情很平静。一切都如平时一样，孕妇感到精力很充沛，只是有时候睡得不是很踏实，吃饭也很容易一吃就撑。韧带的柔韧度已经达到了最大程度，使骨盆和骶髂关节可以扩张到最大限度。宫颈的质地变软、厚度变薄（发育成熟的表现），将子宫和阴道分隔开的黏液栓脱落，发生阴道出血，即"见红"。这个现象说明，分娩过程将在几小时至几天内启动。

妈妈的情绪的变化

一想到马上就能看到宝宝了，妈妈可能对未来充满了好奇和期待，连续激动上好几天。尤其是在最后 1 个月，会常常幻想那一刻的到来，内心荡漾着一股浓浓的爱子情怀。也可能变得很浮躁，有时候则健忘得"可爱"，这在怀孕后期都很常见。

和许多孕产妇一样，你可能也开始为分娩担忧，为即将承担的母亲角色发愁。你可能常常扪心自问："我能做一个好妈妈吗？"实际上，反复思考这些问题，也是在为分娩做准备，对于每一个孕妈妈来说，这个过程也是必不可少的。别急，要慢慢调整好自己的心态，你可以向自己的亲朋好友倾诉这些心事。

孕妈妈要做足思想准备

要想实现顺产，还有一点也很重要，就是随时关注自己的情绪变化。对此，你可以向朋友和家人倾诉，也可以找医师谈心，或者一个人静静地想想。年轻夫妇在宝宝出生前后都会遇到一些思想方面的问题，本书将着重介绍这些常见的问题。

随着分娩日期的临近，大部分的夫妇都会感到害怕。这其实也是很正常的，谁不害怕疼痛，谁不会为那些未知因素担心呢？而对于所有的女性来说，分娩是一个全新的经历，简直可以说是一件惊天动地的事情了。即使是剖宫产，分娩也将是你有生以来经历的最难忘的一个场景。如果你内心太激动，得想办法冷静下来；如果你感到恐惧，就应该学会放松身心。要为分娩做好准备，最重要的两点是：一是充分了解你可以有哪些选择，以及可能发生什么事情；二是接受一切，学会放松自己。

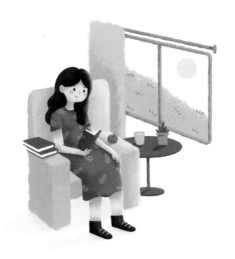

知道自己能做什么选择

不管现在的心情怎么样，你对未来可能发生的事情了解得越清楚，心理准备也就越充分。在怀孕的每个阶段，孕妈妈都应该明了自己可做哪些选择，只有这样，你才能根据情况，及时地做出正确的选择，为分娩做好充分的准备。

从选择在哪分娩开始，你就应该清楚自己要做什么了，你可以跟负责你分娩的医生探讨自己的决定。接下来是参加培训班，阅读与分娩相关的书籍，掌握这一阶段的知识。更进一步，你还应该熟悉有哪些减少疼痛的途径以及助产的方法，关注那些缓解疼痛的药物和医疗支持。

人际关系

分娩一天天临近，你和丈夫的关系越来越紧密了，你需要他照顾你、支持你，他也很乐意继续做你的护花使者。不过，他也需要从你这里获得精神支持。爱使你们的关系达到了一种新的平衡，获得了彼此的理解。此外，你们两个人可以一起开开心心地玩一次，以此庆祝宝宝出生前你们俩曾经拥有的快乐的二人世界。不管分娩时丈夫能不能在场，你都应该想着你们共度的甜蜜时光。这样，你在分娩时才能保持好的状态，如充沛的体力、坚定的信心和舒适的感觉。这个时候出现的难题，有些需要在分娩前马上得到解决，有些则最好放到一边不管。因为夫妇俩通常会为一些还没有出现的问题争吵不休，等宝宝出生后，这些问题可能就会迎刃而解了。

认真享受孕期生活

在怀孕的最后一个阶段，你得学会如何分身，因为可能很多人都希望你能进入他们的生活，分给他们一些时间。记得不要给自己施加压力，如果你想跟朋友会面，但是身体又很累，可以要求他们自己准备好食物，带到你家里来吃。

在社交场合，也许你仍然很活跃；也可能因为怀孕分心，无法参加大型聚会。在你享受独处的安静时，别忘了还有很多朋友关心着你，为你即将顺利产下宝宝而感到开心。尤其是那些经历过怀孕和分娩的女性，她们更能够理解你，看到你有困难，她们能够给你提供帮助，引导你乐观地面对现实。

身体和体形

随着腹部的日渐庞大和体重的增加，孕妇的体形会有两种变化——要么变得更加光彩夺目，要么像河马般臃肿不堪。在怀孕的最后几个月里，你会发现身体越来越肥胖，体重越来越难控制，尤其是当身体不舒服或者出现浮肿时。

当你感觉情绪很低落时，尽量不要通过吃东西来解决，你可以舒舒服服洗个澡，跟朋友喝杯茶。此外，按摩、轻柔的活动、瑜伽或者游泳都可以放松心情。

树立信心

怀孕期间，可以运用多种评估方法，评价自己分娩、照顾宝宝的能力，做这些评估可以帮助你树立信心。评估的项目包括：你对丈夫和其他协助人员的信任度，以及你对自然分娩的信心。如果你现在就可以确定自己在分娩时，将有其他人为你提供协助，当然就更有信心进行自然分娩了。

选择合适的分娩地点

选择医院有三个要点：跟医生探讨，询问其他的年轻夫妇，或者是亲自到每个医院跑一趟。

如果你向其他新妈妈询问，记得多问几个人，因为每个人的经历都不一致。

如果是你亲自跑到医院去考察，可以去看看产房，并与医生探讨该医院的产科对生产所持的观点、政策和态度。问的问题越多，收获的也就越多。

在大脑中构想一个温和的分娩场景

进行想象的焦点主要集中在身体负责分娩的那些部位。把想象的目光投向腹部最深处，锁住骨盆周围的那些骨骼，这些骨骼就像一个框架，周围附着腹部、腰椎和大腿三个部位的肌肉。身体其他部位的肌肉都能够自由活动，骨盆腔位于关节处和韧带周围的骨骼，也可以向外伸展。你可以想象，从现在开始到分娩结束，骨盆腔的内径每天都在渐渐变宽。慢慢地，宝宝的头部下降到子宫最低部位，并与宫颈的内口相衔接，从而形成了最佳的分娩胎位。

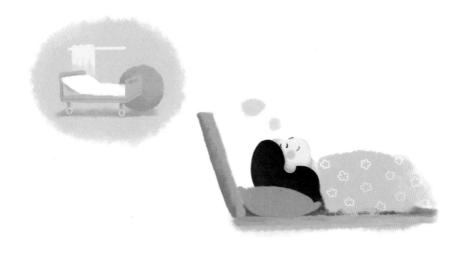

与宝宝的磨合

低头，令下巴抵住自己的胸骨，脊柱向前倾，这样宝宝的最小头径就完全落入骨盆了，多训练几次，宝宝就可以慢慢适应这种体位了。从第36周开始，妈妈的骨盆正好可以容纳下宝宝的整个头部，胎盘开始分泌大量的激素，使骨盆腔继续变大，为分娩做好准备。

好好照顾宝宝，让他保持安静，这样胎盘才会分泌足量的激素，为分娩做好准备。

妈妈该吃些什么

由于子宫不断膨大，占据了腹腔的大部分空间，少食多餐对孕妇来说会舒服一些，最好是每3小时进食一次。但是，在等待分娩的日子里，有很多空闲的时间，很容易吃得太多，也很容易迷上高糖食物。千万要避免这种情况的发生。尽量少摄入水果汁、可乐类饮料等高糖食物，以及可能引起胃灼热的东西。在这个阶段，宝宝骨头里的钙质不断沉淀，你需要摄入足够的钙。除了喝牛奶和吃乳酪，还可以吃一些坚果类、种子类的食物和绿色蔬菜，也可以吃些补铁营养品。

妈妈的体重变化

在分娩前最后3个月里，宝宝的体重还在不断地增加。不过，胎盘已经停止增大，羊水量则有所减少。通常来说，刚开始时妈妈的体重还会继续增长，直到第38周才停止，并保持在一定的水平。该阶段平均增重3.6~4.5千克。

孕妇的锻炼和休息

许多孕妇利用这最后的3个月锻炼身体，为分娩做准备。由于该阶段特别容易疲劳，因此，要避免过度活动。可以练习瑜伽或者参加针对孕妇的运动培训班，这些都可以增加活力、提高柔韧度，还可以改善睡眠。一些需要集中训练的姿势包括：蹲坐位（用于练习克制力）、挺胸跪着以及直坐（用于放松身体），游泳和散步也有利于放松身心，促进血液循环。孕妇良好的活动，可以帮助宝宝形成一个有利的胎位。

准爸爸该做什么

　　孕期的最后一个阶段常常有喜有忧，既充满着期盼和愉快，又满怀着不安与紧张。准爸爸需要提前做好的准备包括：规划好到医院的路线，多学一些关于分娩的知识，了解妻子的分娩过程。如果妻子正在为分娩拟定计划，要积极地参与。此外，还可以一起练习分娩的体位姿势以及呼吸技巧。随着预产期的临近，准爸爸要提前安排好工作，因为很有可能得随时离开工作岗位。由于妻子行动越来越不方便，准爸爸可能得比平常花更多的时间帮她做家务活。这段时间，也得学会放松自己，有时间可以跟朋友见见面。

性和亲密生活

　　到了孕末期，每个女性和男性对待性的态度都不一样。有些人认为，这时的性生活可以带来更多的快感，有些人则比较保守。对于某些女性来说，阴道的敏感性下降，阴蒂则变得非常敏感。阴道在怀孕后会发生很多改变，许多男性可以感受到妻子的这种变化。如果孕妇发生一些意外，比如前置胎盘或者隔膜破裂，就必须禁欲了。

孕妇的工作和休息

　　如果孕妈妈还在工作，要放宽心，从从容容地干活。平时要吃好睡好，保持充沛的精力。如果踝关节肿胀，或者出现静脉曲张，可以穿上紧身长筒袜。如果工作需要长时间静坐时，缺乏一定量的活动，孕期会感到昏昏欲睡、疲乏不堪，应该每40分钟活动一次：站起来四处走动，伸伸懒腰，当然要注意姿势。感到疲劳时，可以先四处走动或者躺一会儿，然后吃一小块巧克力。平时要注意多喝水。

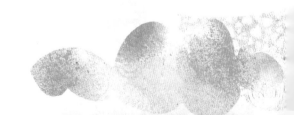

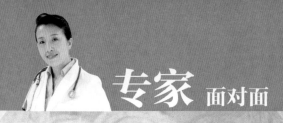

专家 面对面

Q：我想举行一些仪式庆祝宝宝的出生和我的角色转换，有什么好的建议吗？

A：最原始的庆典方式恐怕是聚会，好好吃一顿，或者是跟朋友、家人一起出去玩一天。在许多国家，孕妈妈会举办一个"宝宝送礼会"，邀请朋友们（通常是女性朋友）参加，然后接受大家的礼物。送的礼物通常是一些宝宝用得上的物品，从安全座椅到简易小床，从小衣服到纸尿裤，应有尽有。在送礼会上，大家可以一起分享怀孕和分娩的经历，加深友谊。还有些国家，女性们一起用漂亮又具有象征意义和保护作用的装饰品，将产房或者孕妈妈的房间装饰一番。

A：分娩过程受很多因素的影响，是很难准确预测的。如果在怀孕期间，你和宝宝的状态都很好，胎位很正常，而且你的骨盆大小、形状都没有跟宝宝的体形相冲突，应该算是一个很不错的开头了。如果宫颈已经变软、成熟，子宫收缩性能良好，分娩过程应该不会有问题。前面提到的只是身体方面的影响，在精神方面，如果你对自己很有把握，对宝宝也充满信心，就更有可能顺产。

Q：医生可以准确预测分娩的过程吗？

Q：我害怕住院、打针，也羞于在众人面前裸体，分娩时我该怎么办呢？

A：实际上，很多孕妈妈都有着类似的担忧。她们有时会变得无理取闹、紧张兮兮的，不管是一次正常的宫缩，还是已经到了临盆时，常常拒绝放松身体，非常紧张。不妨跟医生说明你的担忧，让他们带你去产房实地考察，看到别人是怎样分娩的之后，反而不会太害怕了。产妇分娩时，一般人是看不到的。而医生对产妇们的这些担忧也已经见怪不怪了。在你分娩时，医生会尽量为你盖好身子，私处并不那么容易被别人看到。此外，想象可以帮助你勇敢地面对恐惧、建立自信。产前培训班也会在这方面帮助你排除各种顾虑。

Q：我真怀疑自己是否有体力实现顺利分娩！

A：分娩过程需要多少体力，取决于两个方面：产程的长短和分娩强度的大小。如果你的身体很棒，又可以获得来自亲朋好友各方面的支持，营养条件也不错，而且可以自由地活动身体，体力状态会好一些。一些辅助疗法，比如顺式疗法和按摩，可以帮助你保存体力。此外，在宫缩间期保持冷静、做深呼吸等也可以帮助你更好地保存体力。如果体力出现短时间的下降，可以做硬膜外麻醉，暂时放松一下，以重新蓄积体力。

A：最重要的事情，莫过于给予彼此相爱和相互信任了。也许你丈夫知道的孕产知识已经很不少了，不过，你们最好还是一起去参加产前培训班，让他陪你练习按摩、呼吸和分娩体位等。丈夫多学一些分娩的医学常识，可以帮助他们树立信心，分娩时，也有利于他更好地替你向医生陈述观点和计划。你可以跟他说明在什么情况下做什么，在遇到困难或者需要帮忙时，他该怎么办。如果他有所准备，就会明白你的意思，不会自作主张采取行动。如果分娩时间太长了，或者耗费了太多体力，他会离开一会儿，你要适应，因为他也需要吃饭、休息。如果他有洁癖或者显得过于紧张，在分娩之前，你最好答应让他避开某些分娩过程。

Q：在分娩之前，我和丈夫需要做哪些准备？

Q：我现在太胖了，简直是无法忍受了，节食有用吗？

A：在怀孕期间节食是不太好的，在孕末期，节食就更不可取了。宝宝正处在长身体时，需要足够的营养供应，需要摄入各种各样的维生素和矿物质，尤其是钙、铁、蛋白质和必需脂肪酸。如果你发现自己增重太多了，就得注意饮食习惯，减少热量的摄入。良好的饮食方式既可以满足身体的能量需求、保持充沛的精力，又可以避免体重增加过多，为分娩和产后恢复做好准备。

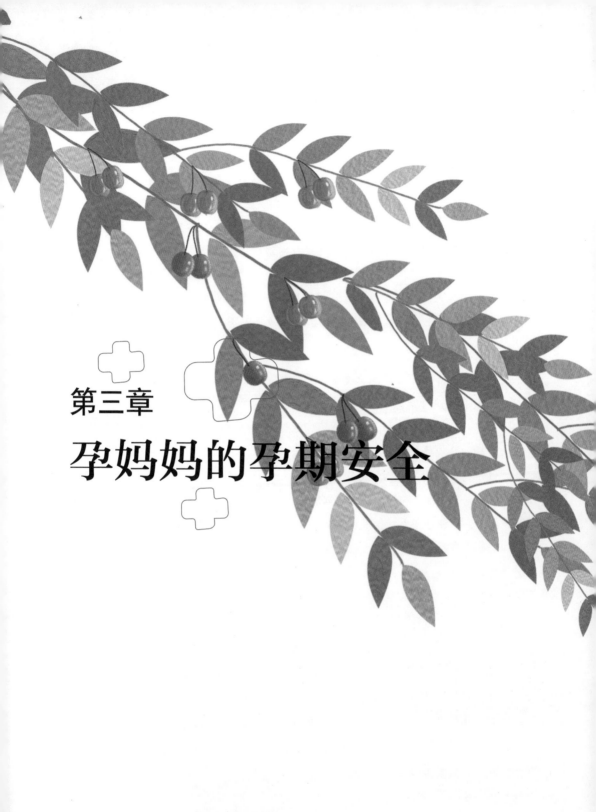

第三章

孕妈妈的孕期安全

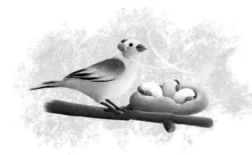

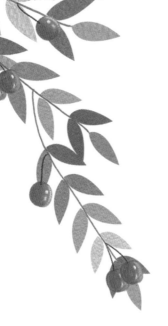

　　孕妈妈的安全是保障宝宝健康出生和成长的重要因素。怀孕的10个月中，安全隐患会层出不穷，有些是外在因素造成的，也有许多是内在因素引起的。本章详细讲解了孕妈妈在怀孕期间最容易碰到的安全问题，帮助每个家庭防患于未然。

怀孕期间的特殊问题

孕妈妈的年龄

女性的最佳怀孕年龄是 20~35 周岁，与其他年龄段相比，此年龄段内怀孕不会出现太多的问题。不过，现在 35~40 周岁年龄段的初孕女性的分娩率也已经有了大幅提高。尽管年龄过小或过大的女性会面临较多的怀孕风险，但只要是健康怀孕的女性，不管在任何年龄段，怀上健康胎儿的可能性都很大。

35 岁以上的新手妈妈

年龄越大的女性，受不健康性行为、疾病、意外伤害等影响的可能性就越大。但是，如果一直有良好的健康状况，时刻注意自己的身体和心理，那么产妇的年龄也不会成为危险因素。

此外，高龄孕妈妈所怀胎儿患遗传疾病的概率比年轻女性大，如唐氏综合征，这是造成患儿智能发育迟钝、身体异常的遗传性疾病。超过 35 岁怀孕的女性在孕早期应接受疾病检测试验，如果发现胎儿患有唐氏综合征等疾病，应该果断选择流产。

如果你在 35 岁或之后怀孕，怎样做才能创造良好环境顺利怀孕并确保好的结果呢？实际上，你要做的与其他女性没有什么不同。你要照顾好你自己，减少紧张感，从医生那里得到良好的产前护理，通过化验和检查，权衡下一步要做什么，遇到问题如何及时解决。你还可以参加父母课堂并通过学习估计可能发生的情况，和丈夫一起做出决定，尽量消除分娩时的紧张。

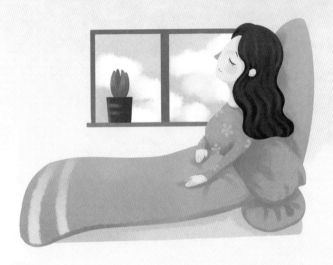

二胎妈妈

　　第二次怀孕的女性通常称为经产妇。再次妊娠对于孕妈妈来说，已经不像初次怀孕那样感到心潮澎湃，怀孕也不再是一件新鲜的事，可能也不会感受到初为人母那种至高无上的感觉。加上第一个孩子需要照顾，此时的二胎妈妈也不可能像第一次怀孕时那样全身心投入到备孕这件事上。

　　每次怀孕情况都会有所不同，和第一次怀孕相比，再次妊娠也会出现一些从未发生的、难以预料的情形。你可能期望早一些感受到胎动，因为你能敏锐地捕捉到这种感觉。在之后的怀孕过程中，腹肌更容易放松，腹部会过早地隆起，别人可能很早就注意到二胎妈妈怀孕了。这次怀孕二胎妈妈的骨盆韧带可能软化得比较早，也可以感觉到子宫中的胎儿位置比较低。二胎妈妈可能更容易注意到宫缩，并且宫缩频率会比较高，尤其是到了孕晚期。

第二个宝宝给家庭带来的变化

和上次怀孕相比，再次怀孕的你情绪可能比较稳定。你的注意力可能从胎儿本身转到对家庭中一个新生命即将到来的思考上。丈夫的情绪也不会发生太大的变化，并且他也不像上次对你那么关注了，这可能是因为他做爸爸的经验增加了，所以不像上次那样担心你和孩子的健康。

第二次做妈妈，能不能给这个新来的孩子足够的爱，这大概是很多妈妈担心的。你可能会觉得已经把自己的爱全部给了第一个孩子，对于第二个孩子，你可能觉得你给不了那么多的爱。你还可能担心第二个孩子到来后，会忽略第一个孩子，给他的爱变少了。这种焦虑会提醒你，你其实可以给予两个孩子同样多的爱，你的爱是用不尽的。

多胞胎妈妈

高龄女性或家族中有双胞胎怀孕历史的女性，体格健壮、身材高大的女性，经产妇及服用助孕药物的女性发生多胎妊娠的可能性更大。

维持多胎妊娠会给妈妈的身体带来额外负担，让你更紧张，因此你应在饮食中增加热量，多休息。因为多胎妊娠的分娩更复杂，你需要一位产科医生护理，除了增加医疗关注外，你还需要得到朋友和家人的更多关心。

可能出现的孕期并发症

令人感到遗憾的是，并非每例怀孕都不会发生孕期并发症。在早期认识和治疗后，异常情况可以大大改善，而早期的认识是指你充分意识到异常情况并有良好的观察力，能将异常讲述给医生听。要知道，最佳的产前保健是准父母与医生通力合作的结果。

慢性疾病

需要强调的是，并非所有患有慢性疾病的女性都会受到孕期并发症的困扰。但是，这些疾病可能会影响你的孕期健康或分娩，其中包括：糖尿病、高血压、心脏病、镰形细胞贫血、肺病、癫痫、肾病、胃肠道疾病。此外，类风湿性关节炎、系统性红斑狼疮、甲状腺或垂体疾病、身体残疾等也属于慢性疾病的范畴。你可以通过医学检查确定此类疾病对你的具体影响，留意需要注意的事项。请记住，你在怀孕前就应该努力控制慢性疾病的症状，以创造更多机会怀上健康的宝宝。一旦怀孕，你就要和医生一起制订孕期保健计划并向着最好的结果努力。虽然慢性疾病会对怀孕造成威胁，但只要做好孕期保健，生出健康宝宝的可能性依然很大。

宫外孕或输卵管妊娠

宫外孕是指受精卵在子宫外着床的现象，通常发生在输卵管壁。宫外孕的最常见症状是孕早期突然出现剧烈的腹痛，有时伴有阴道出血。治疗方法一般包括手术和终止怀孕。如果不加以治疗，会对以后的怀孕造成阻碍并危害其健康，造成大出血。

阴道出血

导致阴道出血的原因有很多，有时可能查不到具体病因。有的女性在月经中有点状出血，多数可以自行停止并且没有并发症。由宫外孕或流产而导致的阴道出血比较严重，因此，一旦在孕早期发现阴道出血，应立即告知医生，以便及时进行治疗。

在孕晚期发生的严重的阴道出血，可能是前置胎盘或胎盘早剥而导致的。如果你此时发现轻微的点状出血，可能是分娩征兆。如果怀孕少于 37 周，应该告知医生，这很有可能是早产。

流产

自然流产是指胚胎或胎儿在怀孕 20 周前的意外死亡和分娩现象。有些流产是干扰正常胚胎发育的染色体异常而引起的，有些是子宫畸形、急性感染、胎盘循环障碍、严重外伤而引发的。

流产的症状有阴道出血和腹部阵痛。疼痛通常从腰部开始，然后发生腹部痛性痉挛。目前，只有少数流产可以被控制。在孕早期，如果你有阴道出血或怀疑有可能流产，应马上看医生。有些医生会建议孕妈妈及时休息并观察阴道出血是否停止，或建议其坚持治疗。有时医生会发现胚胎在流产前就已死亡，除了消息本身的打击外，等待流产的过程也让人紧张。由于终止怀孕有一定危险性，所以首先要与医生商量流产的方式并保证有亲人在身边。

剧吐

剧吐的特征是持续性的、严重的恶心和呕吐，可能引发体重减轻、脱水等症状。除了按照治疗晨吐的方法加以控制外，还可以用药物来减轻症状。医生会用药物控制并让你的体液恢复平衡。

发烧

高体温，即体温在38℃以上并超过4天，这可能会对胎儿造成损害，尤其是在孕早期。应该及时去医院，不要盲目服用任何退烧药。为了降低体温，应该多喝水，洗微温淋浴，千万不要进行热桶浴和桑拿浴，这样会使你的体温迅速上升并危及胎儿生命。

子宫肌瘤

有20%～30%的女性患有子宫肌瘤，这是一种位于子宫壁的非恶性肿瘤。少数患者存在月经过多或盆腔疼痛等症状，通常不会对母体及胎儿健康造成影响。如果患有子宫肌瘤，医生会注意观察你是否有早产征象，并用B超检查了解肌瘤的变化和对胎儿的影响。子宫肌瘤可能在孕期长大或萎缩。如果出现腹疼症状，可以卧床休息，在医生指导下服用止痛药。

肌瘤的数量、大小和位置会影响分娩，这是因为肌瘤增加了头位分娩的危险性并会引起产程延长。实施过子宫肌瘤摘除手术的孕妈妈可能需要进行剖宫产。

前置胎盘

在孕期，前置胎盘并不常见，其表现是胎盘或部分胎盘位于宫颈口之上。在孕早期，通过超声波检查可以发现这种现象，但在很多病例中，这种情况并不会演变成前置胎盘。因为随着子宫的增长，胎盘附着部位会上升直至远离宫颈，只有胎盘一直附着在宫颈上时才发展成前置胎盘。孕晚期超声波检查可以确定胎盘的位置，如果怀孕第14周时仍没有前置胎盘，那你就不必担心了。

前置胎盘的症状是孕晚期无痛性阴道出血，这种出血常是间断性的，可能是少量的也可能是大量的。一旦有阴道出血，一定要立即就医。通过超声波检查可以确定出血原因，治疗手段包括住院观察、卧床休息等。也可以实施剖宫产术以降低大出血的可能性。

胎盘早剥

分娩前胎盘部分或全部自宫壁剥离的现象被称为胎盘早剥，常发生于孕晚期或分娩时。这种疾病大多没有明显病因，但其危险性会因高血压、吸烟、酗酒、服用可卡因、身体受到严重外伤的情况而加剧。其症状有阴道出血、持续的严重腹痛、腹部按压疼、持续的子宫收缩等。但是，如果大量血液聚集在子宫内，就没有阴道出血现象。

除了危害母体的健康外，严重的胎盘剥离还会造成胎儿缺氧。通过超声波检查可以确定剥离范围和胎盘循环的损害程度。医生可以根据对出血量和剥离程度的评估来进行治疗。当剥离面小而且胎儿正常时，仅需要卧床休息和密切的临床观察就可以了；严重者则需要进行剖宫产术。

静脉曲张

静脉曲张经常发生在孕期或产后，是一种孕妇很常见的疾病，主要表现为腿部或盆腔的静脉感染并发展成附着在血管壁上的血块。如果病变发生在浅静脉，会引起受累静脉肿胀、发红和触痛。如果发生在深静脉，会引发腿部或者盆腔疼痛、沉重、触痛、肿胀和发烧。

一旦出现静脉曲张症状，就要立即去医院接受治疗，否则，血块一旦转移到重要器官，比如肺，就会造成生命危险。治疗方法包括卧床休息、热敷病变部位、穿特制弹力裤等。如果怀疑自己有深部静脉曲张，要在医院接受肝素和抗凝剂治疗，以减少曲张的再形成，然后回到家中继续治疗。如果疼痛严重，要在医生指导下服用止痛药。

早产

在整个孕程中，通常有 5%~10% 的早产可能性。所谓早产，就是在 37 孕周前分娩。早产儿可能有很多健康问题，这是由于其发育不成熟导致的。因此，防止早产是一件重要的事情。20 世纪 90 年代，医学界对早产的研究取得了重大突破，研究表明，孕妇没有明显症状的感染，有时也会引起早产。如果能够在早期确诊并治疗这些疾病，可将早产概率降低约 20%。

早产的早期诊断包括两项化验。第一是分析阴道和宫颈分泌物，从而查找胎儿的纤维蛋白。纤维蛋白，也就是由胎儿羊膜分泌出来的蛋白质，分娩会使其分泌量增加，可作为早产的明确标志，这与孕晚期正常的子宫收缩不同。第二项化验是检查母体唾液中的雌三醇含量。

在很多早产病例中，母体具有以下一种或多种影响因素。然而，具有这些危险因素的女性不是一定会发生早产。但是，有必要强调，早产经常发生于没有意识到自己存在以下有危险因素的女性身上。

早产危险因素

出现下列因素时，你会比其他女性更容易早产：

✚ 多胎妊娠。

✚ 以前有早产或分娩史。

✚ 患有子宫肌瘤并引起子宫变形和异常，做过宫颈组织锥形切除手术。

✚ 怀孕期间出现过因胎盘前置等所导致的阴道出血。

✚ 怀孕期间进行过腹部手术。

✚ 阴道或子宫有急慢性感染。

✚ 急慢性尿路感染，如膀胱和肾脏感染。

✚ 羊膜感染。

✚ 体重过轻或过重。

✚ 烟瘾很大。

✚ 吸毒。

✚ 年龄低于18周岁或超过35周岁。

✚ 怀孕前或孕期存在营养不良现象。

✚ 患有高血压等疾病。

✚ 胎儿有先天缺陷等。

✚ 持续性情绪紧张或精神压力。

✚ 因提重物、长期站立、长时间工作而导致的身体疲惫和紧张。

早产的症状

有些孕妈妈虽然没有上述危险因素，但仍可能发生早产。因此，所有的孕妈妈都要了解早产的症状。此外，这些症状往往不太明显，所以应该留意其细微的变化。如果你有下面两种以上症状，应该立即寻求医生的帮助。

✚ 子宫收缩频繁且有规律，最少15分钟内收缩一次。子宫随着宫缩时而变硬时而变软，但不感觉疼痛。

✚ 有些疼痛的痉挛似月经来潮，会引起下腹间断性或持续性不适。

✚ 即使改变体位，腰部也有下坠感。

✚ 断续的下腹部或大腿部压迫感。

✚ 腹泻或频繁排便。

✚ 阴道分泌物突然增多或呈黏稠状、水样或血样。

✚ 总感觉身体不舒服。

在检测宫缩时，重要的是认识子宫在怀孕期的正常变化。在怀孕期间，正常宫缩的时间与间隔是不规律的。如果你感觉到宫缩，不要惊慌，因为只有持续的并且规律的宫缩与其他症状一同出现才预示着分娩。

在检测宫缩时，你首先要排空膀胱。然后坐下，抬高双脚或者侧卧并放松。将手指紧贴在宫底来分辨是否有规律性的子宫变硬，再数数1小时内宫缩的次数并注意宫缩持续时间和频率。在卧位时，如果你1小时内有4次及4次以上的宫缩，要把你的记录结果告诉医生。

如果通过阴道检查发现你的宫颈展平和扩张，就可以诊断为早产。

早产的治疗

你可以通过下列措施抑制宫缩，阻止早产：

✚ 卧床休息。适当的休息可以减少子宫的应激性，你也可以用温水淋浴，以便放松身心。

✚ 补充足够的液体。最初，医生会让你喝几杯水并观察你的宫缩在2小时内的情况。有时，多补充液体可以阻断宫缩，而且每天喝8杯水或液体可以保持充分的水分供给。在医院，你也可以进行静脉输液。

✚ 监测子宫收缩。在医院中，医生会对你进行电子胎心监测和子宫监测。在家里，你要继续观察子宫的收缩情况并观察分娩的症状。

✚ 限制性生活。性高潮可以加剧子宫收缩，而且精液中的前列腺素会促进早产。同时，要避免爱抚或为哺乳做准备而引起的乳头刺激。当然，没有高危因素的孕妈妈可以不限制性生活。

✚ 用宫颈环扎术治疗机能不全的宫颈。宫颈机能不全常用来描述那些孕中期自发性流产的人群，导致宫颈机能不全是主要是后天原因，比如宫颈锥切术。一般在孕早期进行宫颈环扎术，也可在孕中期宫颈改变时进行，在孕晚期或临产前拆除。

✚ 使用子宫收缩抑制素。此类药物包括：特普他林、硫酸镁、硝苯地平、布洛芬、吲哚美辛等。可以通过口服、静脉注射、皮下注射进行，需要注意的是有些药物有副作用，需遵医嘱。

✚ 如果有早产指征，可用抗生素等方法抗感染。

若怀孕超过36~37周，就可以停止治疗了。若治疗不成功，医生会通过羊膜穿刺术来确定胎儿肺的成熟程度。如果你的孕期在24~34周，在你分娩时，医生会使用药物来减少新生儿呼吸窘迫和颅内出血的可能性。

感染性疾病

在整个孕期，发生严重感染的可能性并不大，但性传播疾病和其他疾病仍能够影响孕妈妈和胎儿的健康。病原菌的特异性、是否使用过抗生素、何时患病等因素，决定了胎儿的感染程度。如果孕妇正患有或曾经患有性传播疾病，如阴道分泌物异常、生殖道溃疡、排尿不适或疼痛等，应及时检查并治疗。

糖尿病

糖尿病源于一种葡萄糖的不良耐受，是一种人体制造或利用胰岛素的机能障碍，会对约3%的孕妇造成影响，导致孕妇和胎儿出现问题。在怀孕前患有糖尿病的女性，在准备怀孕时，要制订备孕方案并控制血糖水平，可以通过恰当的饮食和活动来平衡胰岛素的用量。控制糖尿病可以降低胎儿患病的危险，如胎儿过大、肺部发育迟缓、新生儿黄疸、新生儿低血糖等。患有糖尿病的孕妈妈如果在孕前或孕期严格控制血糖，生出健康孩子的可能性很高。

妊娠期糖尿病

妊娠期糖尿病是指怀孕时发病或第一次在孕期发现的糖尿病，它不是由胰岛素的分泌减少而引起的，而是由于胎儿生长所需的葡萄糖代谢的改变引发的。孕妇胎盘泌乳素可以使胰岛素的作用降低，从而为胎儿提供更多葡萄糖。有些女性对这种激素的反应失去平衡，导致血糖水平过高。如果患有妊娠期糖尿病，其治疗手段包括制订特殊饮食和适当的锻炼，注射胰岛素，做规律性的血糖水平检测等。如果妊娠期糖尿病导致胎儿过大或干扰了胎盘的正常循环，则需要在临近预产期时引产。

先兆子痫

在怀孕中晚期，有些孕妈妈的血压升高并伴有手、脚和面部浮肿及尿蛋白，这就是先兆子痫，以前也被称为毒血症。

高血压

高血压是指血压升高，至少2次超过140 / 90mmHg(18.7 / 12.0kPa)，可能会引起严重的妊娠并发症，如胎盘运送到胎儿的血量减少、早剥，破坏胎儿内脏器官等。慢性高血压，也就是在怀孕前患有的血压和妊娠期高血压疾病 (PIH) 都有可能引起以上病变。

血压随运动量、情绪和体位的变化而变化。当孕妈妈休息、情绪放松或躺下时，血压会稍微降低。在孕中期，孕妈妈的血压会出现生理性下降，而到了孕晚期又会回升到孕早期的水平。

妊娠期高血压

患有妊娠期高血压疾病的孕妈妈的手和脸会浮肿、体重增加迅速并伴有尿蛋白。重度妊娠期高血压疾病的症状有头疼、视物不清、上腹疼痛、尿量少等。很多患者会抽搐、昏厥，病情严重甚至可能导致孕妇和胎儿死亡。

轻度妊娠期高血压疾病的控制方法包括卧床休息，最好是侧卧，定期测量血压并严密观察体征。如果孕妈妈持续存在重度妊娠期高血压疾病，可以引产或剖宫产。经过这种处理后，其在分娩几天后或几周内血压会恢复到正常水平，并使其并发症减少。需要注意的是，重度妊娠期高血压疾病会导致早产。

Rh 血型不合

每个人都通过遗传而得到特定的血型，大约 80％的人的血型是 Rh 阳性，这说明其血液中存在 Rh 因子。如果你没有 Rh 因子，就是 Rh 阴性，在怀孕期间需要进行特殊的保健。

如果你是 Rh 阴性，而你的丈夫是 Rh 阳性，那么你们的孩子有可能是 Rh 阳性。如果这样，母亲与孩子就会出现 Rh 血型不合。在这种情况下，孩子的 Rh 阳性因子有可能通过胎盘进入你的血液。之后，你被外来的 Rh 因子致敏并对其产生抗体。当然，你的抗体产生速度非常慢，所以，如果你是首次怀孕，一般情况下，不会受影响。但是再次怀孕时恐怕就不会那么幸运了，如果不经过预防性治疗，你的抗体就会通过胎盘，破坏胎儿的红细胞，胎儿可因重症贫血而死于宫内。

通常可以通过注射 Rh 免疫球蛋白来预防孕妈妈致敏。虽然 Rh 免疫球蛋白的药效很理想，但 Rh 阴性的孕妈妈仍需随时进行抽血化验。如果治疗不能使抗体水平降低，那么需要进行羊膜穿刺术来检测胎儿的受影响程度。其治疗方法包括：提前分娩、用脐带穿刺术实施子宫内输血。如果 Rh 血型严重不合，可以为新生儿换血。

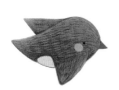
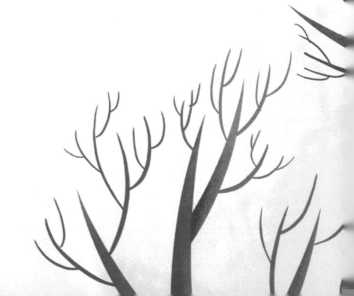

Tips：

孕期并发症的征兆

征　兆	可能的疾病
·阴道出血	·前置胎盘、流产、胎盘早剥、早产
·腹痛	·宫外孕、流产、胎盘早剥、早产
·持续性的或间断性腹部收缩或痉挛	·早产
·腹部有持续性、疼痛性的硬块，有时伴有阴道出血	·胎盘早剥
·阴道分泌物过多、阴道大量出水	·羊膜破裂
·手、脚、面部突然浮肿	·妊娠期高血压疾病或先兆子痫
·严重的、持续性头痛	·妊娠期高血压疾病或先兆子痫
·视物不清，经常出现盲点、点状阴影、闪光感和视物模糊	·妊娠期高血压疾病或先兆子痫
·严重的或持续性头晕或轻度头疼	·妊娠期高血压疾病或先兆子痫、仰卧位低血压
·胎动减少	·胎儿窘迫
·站立或行走时腿部疼痛或变红	·静脉感染或血栓的形成
·耻骨或臀部有严重的疼痛，腿部活动受限	·耻骨联合关节劳损或分离
·排尿时疼痛或有烧灼感	·尿路感染、性传播疾病
·体温超过38℃	·感染
·持续性恶心或呕吐	·妊娠剧吐、感染

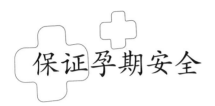

保证孕期安全

怀孕期间大部分孕妇会对潜在危险提高警惕，避免危险性活动，并逐渐戒掉烟酒等。除此之外，怀孕期间还有很多生活细节需要孕妈妈格外注意。

运动及锻炼安全

锻炼对孕妇十分有益，但一定要在安全范围内进行，注意不要过度，并保持锻炼的兴趣。有规律地锻炼要好于一次性长时间地剧烈运动。如果感觉某些运动方式不能保证安全，要随时咨询专业老师。

一般情况下，怀孕期间要避免那些不能保证安全的锻炼方式，避免登山、骑马、潜水、壁球、街舞、滑水、空中运动及那些速度快、有冲撞或突然翻转的运动。如果你是慢跑爱好者，每天慢跑不要超过 2 千米，如果不是慢跑爱好者，现在就不要开始慢跑。在怀孕的中后期，快走要比慢跑更安全。

性生活

最好在怀孕后的前 12 周避免性生活，以免伤害到宝宝。孕晚期过性生活也会有一定风险，应慎重。如果确定你没有流产或早产的危险，大多数医学专家会建议你们在需要时进行性生活。子宫收缩是性高潮的组成部分，不会对健康的胎儿构成威胁。这是因为胎儿可以受到羊水的缓冲、羊膜囊和宫颈黏液的保护。孕期可能成为一个增进夫妻感情的良好时期，也可能是表述彼此性要求的开放时期。

怀孕期间的旅行

怀孕不会影响你的旅行，如果你了解预防措施、安全事项，那么你乘车、飞机、火车、轮船旅行都是没有问题的。

在计划旅行时，请将你的目的地和旅行方式告诉医务人员，明确了解旅行建议、特殊的注意事项。乘飞机或乘船旅行，尤其是在孕晚期，要与旅行代理商联系好航线，了解特殊规定。有些航空公司限制孕妈妈在预产期前一周内乘飞机，有些国际航班限制旅行时间。在乘飞机旅行期间，还要注意胎儿的氧气供给。

旅行安全

长途旅行对于孕妈妈会有一定的困难，久坐不动会减少血液循环，加重腿部肿胀。要尽可能地做腿部伸展运动，常站起来或离开座位走动，或在座位上做简单的运动。乘轿车或飞机旅行时，要系好安全带。有些女性担心发生碰撞时安全带会危及胎儿，实际上，系好安全带对胎儿和你都更安全。因为胎儿会受到羊水的缓冲作用，并有你的骨盆和肌肉的保护。乘车时孕妇要将安全带贴着肩部，向下延伸，缚紧在髋部，在腹部凸出以下的部位扣好安全带，在安全带与身体间衬一块软布，会更舒服、更安全。乘坐飞机时，同样可以在腹部凸出以下扣好安全带。

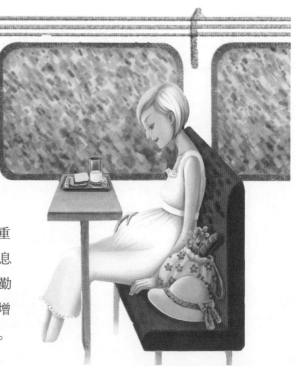

大多数女性可在怀孕期间安全地旅行，尽管有时会出现不适感。旅行颠簸可能加重孕吐，长时间观光、购物可加重疲劳感。当你不能维持正常的作息时，可以多吃营养丰富的食物，勤补充水分。你完全可以把在家中增进舒适感的方法，用到旅行生活中。

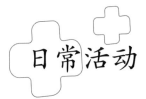

日常活动

漂白脸部毛发、体毛及用电针除毛

这些都可在孕期进行，但如果是母乳喂养，要避开乳头周围区域。

身体上穿孔

孕期不要在身上另外再穿洞。如果你的阴唇处有穿洞，最好在分娩前摘下装饰。

脱毛

孕期最好用剃刀或者蜜蜡脱毛。

电热毯

在上床前关掉电源，避免电热毯过热。

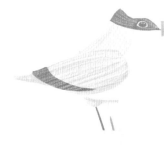

园艺

戴上手套以避免接触土壤中的弓形体虫，劳动时保持正确的姿势以防扭伤。

染发、烫发

染色剂通过头皮吸收，而不是通过毛发本身吸收，所以挑染或局染相对来说更安全。染发时要一直戴着塑料手套。孕期烫发可能有副作用，因为烫发剂可能不太安全。爱美的孕妈妈可以通过编辫子来获得卷发效果。

室内供暖设备

有些设备可能会排放一氧化碳毒气，所以要仔细检查室内的煤炉、炭炉。

室内清洁

清洁时要戴上手套，避免直接接触带有浓烈气味及警告标签的清洁剂，并在操作时打开窗户保持通风。

嘈杂的音乐、摇滚音乐会

不要离扬声器太近，听这些音乐感到耳朵疼时，要离远一点。

按摩

为了安全起见，应确认按摩用油在孕期使用是否安全。

涂漆及装修

绝大多数此类材料都含有不健康的成分，孕妈妈应该避免接触。

宠物

处理宠物粪便时一定要高度注意卫生，以防感染弓形体虫。

桑拿及波浪式浴

体温升高会明显增加胎儿出生缺陷的风险，尤其是在怀孕的前3个月。短时间桑拿可能没有风险，但最好避免。

文身

已有的文身不会对胎儿构成威胁，但孕期最好不要刺新的文身。

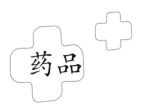

药品

一般来说，孕期最好避免用药。但如果真的不舒服，应该针对病因消除症状，有时你可能无须服药就能做到这一点。当然有时候服药引发的危险（例如癫痫发作时）可能比不用药的潜在危险低。如果确需服药，应该咨询医生，他会向你推荐安全剂量或替代药物。

胎儿在怀孕第 17~57 天时尤其脆弱，这个时候关键器官开始形成，如果孕妇服用某种药物影响到胎儿，胎儿就会有出生缺陷的风险。在怀孕第 17 天前这种不良反应要么很彻底也就是导致流产，要么根本没有影响。过了这段时间后，如果某种药物存在不良反应，很有可能会影响到胎儿器官的发育，如导致胎儿宫内发育迟缓，这时大脑和神经系统也可能受到影响。

抗焦虑药及抗抑郁剂

这类药会影响发育中的胎儿，而且会通过母乳传递给宝宝。

抗生素

青霉素类药物如阿莫西林、红霉素等都很安全。医生会根据治疗需要建议用药。有些抗生素孕期忌用，如四环素（影响胎儿的骨骼和牙齿）、链霉素（影响胎儿的听力）、甲氧苄啶（影响细胞生长发育）、氯霉素（导致新生儿严重疾病）。

抗癌药

胎儿发育时，组织细胞繁殖迅速，对抗癌药物十分敏感，孕前最好咨询医生。

抗凝血药

肝素是较为安全的选择，但也要遵医嘱服用。华法林可能会导致出生缺陷。

抗痉挛剂

一些减少痉挛的药物会增加宝宝先天畸形的风险（约7%）。痉挛时最好单一用药而不要联合用药。药物会降低胎儿凝血能力，在胎儿出生时注射维生素K，可将此种风险降到最低。

阿司匹林

非甾体类消炎药（NSAIDs），如阿司匹林及布洛芬最好避免使用，特别是在孕期的最后4周。如果在某种基础治疗情况下必须服用阿司匹林，医生会给你提出一些建议。

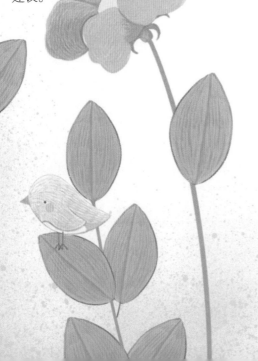

止痛药

小剂量地服用对乙酰氨基酚以控制体温，减缓疼痛，对孕妇及胎儿都不会有影响。如果需要更强效的止痛药，可以选择吗啡和可待因。但在分娩前最好不要服用大剂量的可待因。

皮肤病治疗

维生素 A 类药物可导致出生缺陷，所以最好在受孕 1 年以前就停止使用此类药物，并咨询医生。

类固醇

服用皮质激素（如治疗哮喘或肠易激综合征）对胎儿也稍有风险。

疫苗

除非特殊情况，活病毒制成的疫苗不能用于正在备孕或可能已怀孕的女性。

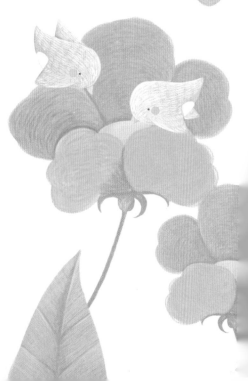

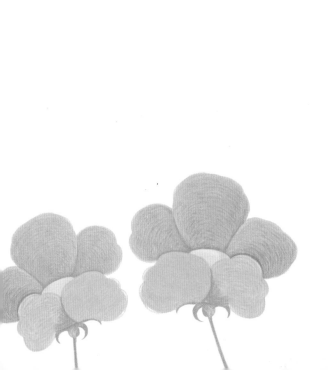

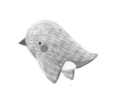

第四章

分娩：
迎接新生命的到来

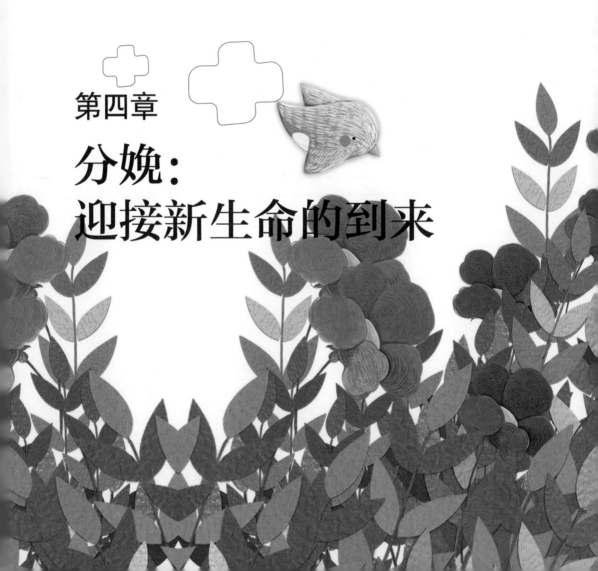

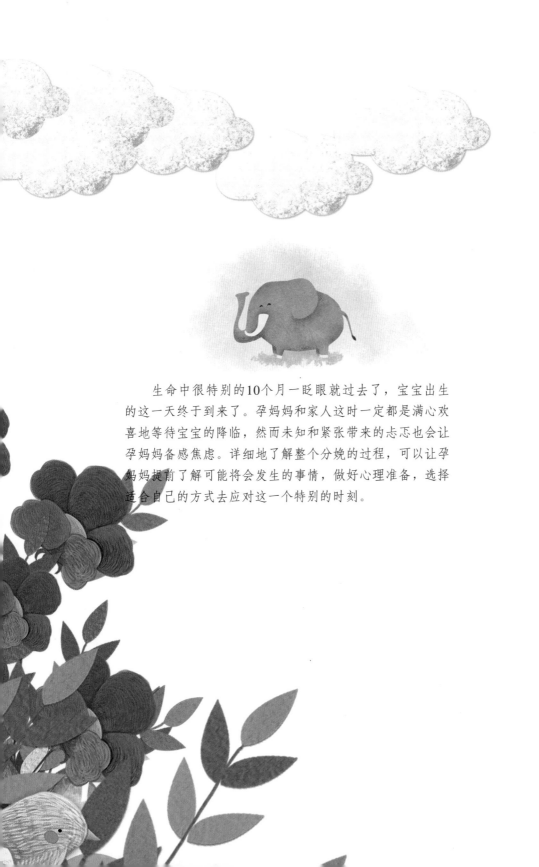

生命中很特别的10个月一眨眼就过去了，宝宝出生的这一天终于到来了。孕妈妈和家人这时一定都是满心欢喜地等待宝宝的降临，然而未知和紧张带来的忐忑也会让孕妈妈备感焦虑。详细地了解整个分娩的过程，可以让孕妈妈提前了解可能将会发生的事情，做好心理准备，选择适合自己的方式去应对这一个特别的时刻。

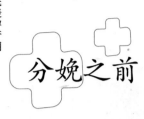

分娩之前

分娩是一个创造奇迹的过程，充满力量和惊喜，给人带来兴奋和快乐，不过也存在许多变数，难以准确预测。在预产期前几天，或者前几个星期，将会是一段满怀期盼的日子。见到日思夜盼的宝宝，这将是多么刻骨铭心的时刻，哪怕你并不知道究竟要如何迎接他的到来。在你的身体和情绪发生一系列改变，为分娩做准备时，还将经历奇妙多变的心路历程。

充分的心理准备很重要

分娩的疼痛是不可避免的，但若产妇在分娩时能了解分娩过程中的各种状态，不但可以减少心中的恐惧，还可激励自己全力以赴，因此掌握分娩的相关知识就显得格外重要。所以必须积极参加妈妈教室、产前指导等课程，或阅读书籍获得相关知识。

妈妈的情绪变化

妈妈的身体会受到本能的牵引而发生各种改变，这些改变在分娩前几天，将通过情绪波动和精神变化充分地表现出来。随着预产期临近，孕妇的心情可能会显得异常平静，休息时喜欢浮想联翩或者静坐沉思，比平时更喜欢睡觉了。分娩时，妈妈会把所有的精力都放在腹部上，因为分娩是腹内的宝宝和子宫共同作用的一个过程。

分娩的征兆

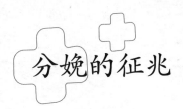

有些产妇在分娩前没有任何征兆，就突然出现剧烈的宫缩。不过更常见的是，在分娩前 3~4 天，或者前几小时，出现一到多个征兆，使孕妇能够感觉到分娩即将来临，并表现出喜忧参半的情绪变化。

宫缩

分娩的最常见征兆是有规律的宫缩和疼痛。频繁、强烈的宫缩表示宫颈正在逐渐扩张。刚开始时，每次宫缩持续 30~60 秒钟，然后进入 15~20 分钟的间歇期，其后间歇期逐渐缩短，宫缩愈加频繁。

宫缩并没有固定的模式，不同的产妇不完全一致。有的人每次宫缩之间的间隔非常短，有的人却相隔甚远，还有的人完全没有规律可循。有时候宫缩会突然间歇 1~2 小时，有时候从一开始就很强烈。由于每个人对疼痛的敏感度不太一样，对宫缩及其强度的感觉也会存在个体差别。

见红

随着宫颈的逐渐成熟，宫颈的形状会发生改变。在子宫膜和阴道之间的黏液栓发生脱落，形成果冻状的物质，并排出体外，这种情况称为"见红"。见红排出的物质常常呈棕褐色、粉红色或者布满血斑，这是因为宫颈扩张时，其上的一些小血管发生出血。如果还伴有大出血或者排出血块，就要马上联系产科。见红并不意味着马上就要分娩了——它会出现在分娩前几小时，甚至几天，一般不能作为分娩开始的指征。

子宫膜破裂

在分娩前，包裹在宝宝身体外周的胎膜以及羊水外围的防护囊会发生破裂。一般来说，羊膜囊在分娩时就会破裂，最常见于分娩的第一个阶段，不过也可能在宫缩之前就破裂，这种情况称作"羊膜早破"。如果胎儿头部已经分娩出阴道了，羊水还没有破裂，称作"胎头羊膜分娩"。

分娩的其他征兆

在子宫内壁分泌的前列腺素的作用下，消化道排空加快，排便次数增多，其他的一些常见症状包括背痛和肚子疼。

Tips:

"假分娩"或"预先分娩"以及"正式临产"

假分娩和正式临产之间的区别，要通过医学检查来辨别。正式临产是"子宫颈的渐进性扩张"，通常伴随着规律性的宫缩，只能通过体内检查才能证实。有些产妇在子宫颈扩张之前很长时间，就开始发生强烈的宫缩了，这段时间称作假分娩。还有一些产妇在子宫颈扩张时，并未发生宫缩，她们没经过假分娩就直接进入正式临产了。假分娩会导致产妇情绪的巨大变化。真正的分娩开始时，子宫颈扩张要达到约3厘米。

在正式临产开始之前，你可能会痛上几小时乃至几天，宫缩一般会出现在每天的某几个固定的时段。对于某些产妇来说，假分娩非常痛苦，很棘手，而对于另外一些产妇来说，则只会发生假性宫缩，或者只是背部的持续不适。当你感觉到宫缩已经开始，就要保持镇定，注意休息，因为如果这只是假分娩，你还得等上一段时间才会发生子宫颈扩张，必须注意保存体力。第一次宫缩可能会给你带来极大兴奋，尤其是在夜间休息时，这时的宫缩显得更加强劲。

小部分的产妇，尤其是怀第一胎时，会发生强烈的不规则子宫收缩，但并不伴有子宫颈的成熟，感觉好像要分娩了却又没有任何的进展，这就是所谓的"假分娩"。这些发生于临产早期的宫缩，有时候会自行消失，然后在几小时或几天后，再次出现。

产程的启动是受多种因素调控的，"假分娩"的发生，说明促使正式分娩启动的因素还没有齐全。如果这种宫缩持续了数天之久，会导致产妇疲劳乏力，医生会考虑使用诱导剂，在产妇还有体力储存时，用人工的方法诱导子宫颈的扩张。

分娩前的护理

　　做好分娩的护理工作，对于产妇本人来说，最主要的就是保存好体力。也许你此刻还表现得挺平静的，也可能已经开始感到紧张了。在接下来的几小时内，你需要靠别人提供的帮助渡过难关了。

产妇要做些什么准备

- 吃好喝足：为了保证食物能迅速消化，不要吃太多油腻的东西，尽量吃些清淡的食物，避免摄入高脂、高糖食物。饮品选白开水或者凉茶就可以了，也可以在里面放一汤匙蜂蜜，这样可以多提供一些能量。
- 尽量多休息：如果能睡着就好好睡觉，如果睡不着，最好也躺在床上歇着。休息时要尽量采用能够放松身体的姿势，或是随着宫缩的频率轻柔地活动身体。有些孕妇发现轻缓地舞动或者按摩可以缓解疼痛，促进分娩，你也可以试试。
- 可以像平时一样，该干什么还干什么，但是不要干太重的体力活。比如想做饭了，就煮些简单、快捷的食物。
- 可以在屋内或者户外散散步。
- 洗澡可以放松心情，可以在水里放点马郁兰或薰衣草油，同时注意水温不要太高，以免消耗体力。
- 集中精力做深呼吸也可以放松心情。如果你之前学过呼吸技巧，现在就可以派上用场了。
- 想好好休息，可以拒绝会客和电话，但是要记得叫上一两个人陪在你左右，以防万一。
- 你可能开始感到恐惧和担忧了，不要害怕，你的丈夫和陪产人员会给你无微不至的关怀，而且医护人员是随叫随到的。

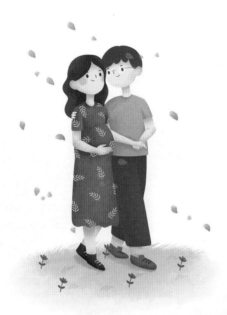

准爸爸要做些什么准备

作为准爸爸，要做哪些准备呢？

➕ 尽好职责，保持镇定，睡好觉，蓄存体力。

➕ 尽量多休息，妻子分娩时，丈夫需要有足够的精力照顾她。所以，要见缝插针睡点儿觉。

➕ 摄入足够的营养，保持精力充沛。

➕ 抽点时间活动筋骨，也可以冲个淋浴提神。

➕ 上医院前先打个包，记得要带些清淡的食物，比如三明治。

➕ 如果也感到紧张，可以叫上一位朋友陪伴，也可以跟医生聊聊，让医生提点建议。

➕ 如果分娩过程异常紧张，丈夫可以花 5 分钟时间，将其他事情委托给他人办理，这样就可以全力照顾妻子了。

什么时候该去医院

没有异常现象时，从规律阵痛开始时即应住院，若破水或异常出血时，就必须立刻住院。

阵痛开始

初产妇在腹部每隔 10 分钟便有规律性疼痛时便应住院。经产妇每隔 10~20 分钟腹痛时便应住院；若前次分娩极为轻松，历时极短，这一次在间隔 30 分钟阵痛之际便住院较为恰当。

破水时

一旦破水应立刻住院。此时可用清洁卫生棉吸水，尽量抬高腰部。

出血增多

若是少量出血尚不成问题，一旦出血量增多，混有血块或持续出血，便应立即住院。腹痛激烈或有其他反常现象发生也应立即住院。

出发去医院

在去医院的路上，如果可以最好先打个电话通知院方，让他们提前做好准备。当你在宫缩间歇期想要散步或者休息时，可以叫丈夫帮你。

从家里向医院转移的过程中，你的精神状态会发生巨大的变化，这需要一定的时间适应。在你转移的途中，宫缩很有可能突然消失（尤其是当你非常厌恶住院时），需要再等上 1~2 小时宫缩才会恢复。陪产人员会一直陪着你，协助你保持稳定的情绪。等到你已经适应环境，开始做相关检查时，他们会帮助你协调呼吸，陪你度过分娩全程的每分每秒。

住院分娩前后需要准备什么

怀孕期间可先跟助产士聊聊，了解你需要带哪些私人物品，包括缓解疼痛的药品或者补品。打包时，记得给宝宝也准备点东西，其中最重要的是尿布和衣服。然后，要搞清楚医院提供哪些物品。有些医院提供一次性的尿布，不过这种尿布洗了也可以再利用。有些医院会提供婴儿服饰，更多的医院则是提供毯子。大部分医院都会有空调，室内比较温暖，所以你不用为自己和宝宝准备太多的衣服。不过，在出院回家的路上就不一样了，必须注意保暖。

住院前的准备

妈妈应该带的东西

✚ 妇产科病例记录簿
✚ 分娩计划书
✚ 衬衫式长睡衣或者 T 恤（有纽扣的衬衫便于产后哺乳）
✚ 几条孕妇专用的裤子
✚ 2 双袜子
✚ 1 双拖鞋
✚ 1 件衬衣
✚ 2~3 件低罩杯的胸罩
✚ 防溢乳垫（产后 2~3 天开始泌乳后使用）
✚ 1 打卫生巾："大流量""夜用"或者"产妇专用"的卫生巾
✚ 1 打卫生巾："中流量"的卫生巾

✚ 几套干净舒适的衣服
✚ 毛巾
✚ 食物
✚ 宝宝出生后，打算通知的家人和朋友的电话号码
✚ 一些零钱

可以带上的东西

✚ 一条分娩时穿、产后就可以扔掉的裤子
✚ 矿泉水、水果汁
✚ 喷雾器或者喷水器：用于分娩时的降温
✚ 毯子、枕头
✚ 一副耳塞，以保证睡觉时有安静的环境

应该为宝宝带上的东西

✚ 2~3 套婴儿服饰
✚ 2~3 件婴儿马甲
✚ 1 顶棉制的婴儿帽子
✚ 2 件轻盈的开襟毛衫（夏季可免）
✚ 1 双连指手套，防止宝宝抓伤脸
✚ 1 打尿布："新生儿专用"型号
✚ 3~4 块软棉布，用于吸收宝宝的口水，不至于弄脏看护人的衣服

回家路上应该配备的东西

✚ 1 件给宝宝穿的较厚的套装、外套或者短上衣

迎接宝宝的到来

现在，妈妈和宝宝都已经做好一切准备了，将一起渡过下一个难关——分娩。毫无疑问，生产对于一个女性来说，将是她经历过的所有困难中最艰难的一关；同时，这也是一生中最富有使命感、最能够体现自我价值的一件事情。分娩时耗费的体能相当于跑完一场马拉松。分娩开始后，妈妈只能在体内能量的推动下，靠着直觉的指引，时而欢喜，时而恐惧。分娩一旦开始，就没有回头路走了。

产程启动

分娩启动时，要是你不在医院而是在家里，可以通过调整身体的姿势，运用一些放松身体的技巧，来缓解宫缩带来的疼痛。

什么时候去医院最好？要综合考虑很多因素，包括宫缩间歇期的长短、你的精神状况，以及预定医院的相关规定。有些医院支持在分娩早期就入住，而有的医院则希望等到产程已经全面启动后再入院。

分娩的过程是无法预测的，存在很大的变数。可能连续发生宫缩 2~12 小时，甚至更长时间。最好赶在子宫颈完全扩张之前去医院，因为问题一般都出现在子宫颈扩张前，之后，一切就水到渠成了。

分娩的三要素

产道（产出婴儿的通道）、胎儿和娩出力（将婴儿挤出产道的力量）是直接影响分娩顺利与否的三个要素。此外，母体的健康状态、周围环境都是生产的相关要素。其中，产道有软产道和骨产道之分，娩出力有阵痛和腹压两种本源。

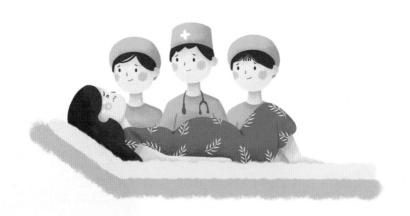

软产道

子宫内的胎儿离开子宫到达外界必须通过的第一关是平时紧闭的子宫入口，然后第二关是通过阴道到达外阴部。这些通道都是柔软的组织，由各种肌肉与韧带形成，所以称为软产道。

生产时，这些组织会更柔软，并伴有黏液和羊水润滑，能使胎儿顺利通过。

骨产道

软产道虽然柔软带有弹性，但四周却是形成骨盆的骨骼，其结构将影响胎儿分娩，因此软产道外壁的骨盆下部（小骨盆）就称为骨产道。

骨产道是由数块骨骼组合而成的空间。这些骨骼由关节联结，靠着韧带坚强地结合起来，除了尾骨在分娩时可被胎儿头部挤动2~3厘米外，其余几乎都是固定的。

但这个空间并非上下四方均等，上部的骨盆入口（横向长）、骨盆开阔部（斜向长）、骨盆狭部（纵向长）等各部分都不等长。

胎儿此时的状态

胎儿必须由弯曲的产道钻出，在通过狭窄处时和停留在子宫内时的姿势一样，尽可能地缩成一团。

胎儿身体最大、最硬的部分是头部。一般来说，分娩时只要胎儿头部能顺利通过，分娩就轻松了。胎儿的头骨由五块骨骼组成，但并未完全固定，因而在通过狭窄的产道时，这些骨骼会部分重叠起来，使头部变小以便前进。这种构造称为应形机能，位于最前的头顶能变成尖状顺利娩出，不过出生数日后即可恢复原形。

阵痛

子宫的肌肉无法像手脚的肌肉由意志来控制活动。然而子宫肌肉的收缩却具有周期性，这就被称为阵痛，是分娩的原动力。

阵痛并不是子宫肌肉的持续收缩，而是收缩与松弛反复交替。这种收缩就是阵痛发作，阵痛发作与发作间的休止期称为阵痛间歇。

临产时，起初是不规律的子宫收缩，然后才渐渐规律化。而其间隔则可能由约 1 小时渐渐缩短为约 30 分钟、20 分钟、15 分钟，且张力逐渐增强。等到出现约 10 分钟间隔的规律收缩时，真正的分娩也就开始了。

随着分娩进行，间歇会逐渐缩短、阵痛会逐渐变强变长，最后间歇和阵痛时间约 1 分钟，反复交替，此时加上腹压的辅助，不久婴儿即可诞生。

腹压

利用腹壁肌肉和横膈膜收缩，增加腹部压力称为腹压，而这种压力也可用于子宫，以帮助分娩。

腹压就是通常所称的用力，是在有意识状态下进行的。分娩进行至胎儿头部下降到压迫直肠时，便会有像解大便一般的反应，自然地使出劲来。但在胎儿即将出生时，随着阵痛发作的反射性用力，产妇是难以自我控制的，这称为共压阵痛。

正常胎位

如果你怀的是第一胎，在孕期最后 4 周时，可以感觉到胎位的变化过程：子宫内宝宝的身体开始下降，其头部的最长径（即双耳所在的水平面）通过骨盆上口，进入骨盆腔。要是宝宝的头部始终没有进入骨盆腔，可能有很多种原因。

大部分的宝宝会深埋下巴，脸朝向子宫颈方向，背部朝向妈妈的腹部底部。这种胎位，即枕前位，是最常见的胎位，一般能够顺利通过骨盆，不需要协助生产。

异常胎位

不过，并不是所有的胎儿都能舒舒服服、顺顺利利地以正常胎位生产下来。这时，宝宝会自行转变胎位，使其形状和大小尽量跟母体的子宫和骨盆的形状、大小以及胎盘的位置相切合。"先露异常"会影响宝宝分娩时的下降过程，有时候甚至需要剖宫产才能解决问题。

在很罕见的情况下，宝宝采用横向侧卧位，最靠子宫颈的是宝宝的手掌、肩膀或者脐带。这种体位有时候是可以纠正的，但是如果长期保持该体位，就只好采用剖宫产了。

分娩辅助动作

通过小幅度的行走、跳舞和站立，或摆动旋转臀部，可以缓解疼痛，促进宫缩，散步同样也具有相似的功能。子宫收缩期间要尽量地伸直身体，而不要紧张地缩成一团。此外，还可以把背靠在丈夫身上或者墙上，轻轻地屈起两膝，两脚分开与肩同宽，平放在地上，这样能缓解疼痛。

自然分娩

"自然分娩"指不使用任何镇痛药的分娩方式。有许多女性确实能够做到不需要任何的医疗干涉便顺利产下婴儿：女性的生理结构本来就适合自然的分娩方式，可以承受一定的痛觉水平，况且还有很多纯自然的方式，可以促进分娩过程的顺利进行，维持一定的体力，并将疼痛感降到最低程度。不过，通过医学方式缓解疼痛或者提供分娩支持，整合了传统的分娩技巧和现代医学的优点，能够给孕妇提供最大范围的选择余地，并确保产妇和宝宝的安全，所以没有必要一味追求自然的分娩方式。

剖宫产

人们通常所说的剖宫产是指妊娠 28 周以后因产妇骨盆小或胎儿大不能经阴道分娩，或胎儿在子宫内缺氧等情况下，剖开子宫使胎儿娩出的分娩方式。

剖宫产是切开子宫娩出胎儿，不一定必须剖开腹腔，大多数手术方法需要先剖开腹腔再剖宫，如子宫体剖宫产、子宫下段剖宫产等。但腹膜外剖宫产是不需要剖开腹腔的，这种手术方法是在切开腹壁后从膀胱后绕过腹腔，直接剖开子宫而娩出胎儿，所以严格说腹膜外剖宫产未经过腹腔，它不属于剖腹产。

什么情况下需要进行剖宫产

剖宫手术的实施除了应产妇本人要求外，在自然分娩可能危及母体与胎儿健康时，或产道、娩出力、胎儿、胎盘发生异常时均可实施。

譬如胎儿头部不均衡、前置胎盘、胎儿头部遭胎盘阻碍而致使母体大量出血，或原因不明的胎儿心音不良、子宫口不张开、母体患心脏病等，无法以自然方式分娩时均可施行剖宫产。

此外，胎盘早期剥离或子宫破裂以致胎儿死亡，而欲挽救母亲时，也可施行剖宫手术。

引产术

引产就是用人工的方法"开始"分娩。比如产妇自身不能开始分娩、宫缩无力或产程缓慢都需要用引产术加速分娩。极少有宝宝出生是超过预产期的，这主要因为医学上常规地从末次月经期计算预产期，而不是从实际怀孕时开始计算。大多数医生将超过预产期 7 天内分娩视为正常情况，如 7 天后仍未分娩，便要观察是否有胎盘过度成熟的征兆。

储存新生儿脐带血的意义

脐带血是胎儿娩出后直接从脐带取得的血液，它含有丰富的"干细胞"，能产生和重新补充红细胞、血小板以及白细胞。这些细胞都是血液的组成成分，能利用自身吸入的氧凝固血液以及抵抗感染。干细胞作为健康细胞的来源，可以用于治疗儿童白血病及严重的遗传性贫血。干细胞还可用来替代癌症患者的血细胞，这类患者的骨髓因为化疗被破坏了。同时，脐带血还有其他潜在的用途。

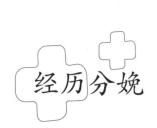

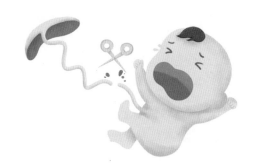

分娩是一个连续的过程，为了便于理解，医学上将其分为三个阶段。大部分产妇觉得分娩是个宫缩强度递增的连续过程，其实，分娩并非只有这种模式。有的分娩进展迅速，有的分娩则非常缓慢，还有的没有固定的规律，变化多端。分娩各阶段所需的时间跟产妇是否为头胎生产有很大关系。

监测宝宝

医生为产妇做体检时，就能够大致确定宝宝的大小、位置以及羊水的量。如果羊膜已经破裂，还可以检测出羊水的体积和颜色，他们同时还会记录下当次的超声波扫描结果和血液检查结果。

如果评价结果显示宝宝很健康，发生危险的可能性很低，医生会在分娩的过程中，每隔一段时间再做一次评定。假如危险性持续升高，对宝宝的监测次数会增多。

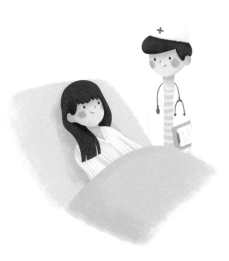

分娩环境

　　众所周知，猫在临产时会找一个隐秘的地方。与其他哺乳动物一样，人类分娩时也要把周遭的环境布置得安全、舒适一些，这样，"爱的激素"才能够自由、大量地分泌，促进分娩顺利进行。如果条件允许，你可以把产房布置成一个温暖、舒适的卧室，就如自己的家一样，有着淡雅的灯光，可以自由自在地走动、呼吸，放你想听的歌，跟丈夫待在一起，还可以试试芳香疗法或带上你的草药枕头。这些都可以给人带来愉快的心情，帮助你稳定情绪，保持自信。快乐、舒服的感觉可以使人放松，更容易承受住分娩的疼痛。

产前内检

　　为了检测你的子宫颈是否已经开始扩张，医生会要求你做个阴道检查。在这个短时间就能结束的检查里，医生主要检测子宫颈的柔软度、伸展度、长度和扩张度。医生还可以检测出胎头的位置，胎头下降进入骨盆腔的深度，以及母体骨盆的形状，以确保胎儿分娩时能够顺利通过。做阴道检查时，如果你能够全身放松，轻轻地呼吸，就不会出现太大不适。相反，如果你感到紧张，胎头或子宫颈位置比较高，医生就需要伸长手指才能够到胎头，可能会引起轻微的疼痛。医生为了可以更好地感觉胎头是怎么下移的，一般在宫缩间歇期进行阴道检查，因为这样可以减轻产妇的痛感。

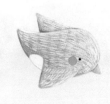

无痛分娩法

这是通过注射或服用镇静、止痛、麻醉等药物，或者通过吸入麻醉法、腰髓麻醉法、硬膜外（脊髓硬膜外腔）麻醉法、局部麻醉法或者针灸麻醉法等方法进行麻醉，使产妇感受不到疼痛的分娩方法。

使用这些方法时，必须遵照医师的指示，以免影响胎儿。

镇痛、麻醉药

从精神支持和中草药辅助，到当今技术娴熟的麻醉疗法，目前缓解疼痛的方法相当多。随着安全麻醉技术的日臻完善，疼痛缓解技术的选择面也越来越宽了。大部分情况下，人们仍然采用经阴道分娩，只是再另外施加一些干预措施。在现在的医疗条件下，人们可以轻而易举地将传统的自然疗法跟现代的医学技术结合起来。

硬膜外麻醉

硬膜外麻醉实际上是一种复合麻醉，麻醉药一旦起作用，就感受不到痛觉了，但是仍然有触觉，可以感觉到宝宝正在娩出的过程。

一氧化二氮－氧混合气体

一氧化二氮－氧混合气体包括50%的一氧化二氮（一种麻醉性气体）和50%的氧气（比空气中氧的含量高出30%）。气体通过一个与圆柱形气瓶相连的面罩吸入，气瓶则放在一个能随意移动的载体上面，这样即使产妇变换体位或者在水中分娩都可以方便地吸到该气体。医护人员会告诉你怎么调整好呼吸，使呼吸和吸入气体相互协同。

经皮电刺激神经疗法 (TENS)

经皮电神经刺激的工作原理跟针灸差不多。一个经皮电神经刺激器包括两个或者四个粘贴垫子，每个垫子上放置有多个跟电池相连的电极。治疗时，把垫子放在后背的一些特定的位置上，打开刺激器的电源开关，电流就会不断地向皮表的神经末梢发送脉冲，从而阻断子宫向大脑输送痛觉的神经通路。该方法最适合于分娩早期使用，但是不能用于水中分娩。使用时，可以随意地调整电脉冲的水平，并在宫缩期间把脉冲水平调到最高。

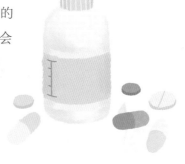

脊椎麻醉

这种麻醉方法一般适用于那些需要施行手术的产妇。手术进针的地方跟硬膜外麻醉是一致的，都是在两个椎骨之间进针。不同的是，脊椎麻醉需要将针插入脑脊液，然后注入局麻药和止痛药的混合剂，最后才拔出针头。

水中分娩

水中分娩就是在充满温水的分娩池中将宝宝生下。这种自然分娩方式降低了剖宫率，减少医疗干预，让人类的分娩回归自然。水中分娩的方式产程较短，可以减轻妈妈的痛苦，出血量也会相对较少。分娩池的水经过特殊处理，与羊水相似。由于新生儿的肺叶尚未张开，所以不会造成呛水。需要注意的是，为了安全起见，只有符合条件的孕妈妈才可以进行水中分娩，请一定要听从医生的建议。

第一产程

分娩的第一个阶段，通常是分娩全程中历时最长的一个阶段。在这个阶段里，子宫颈开始逐渐扩张，直到胎头可以顺利通过。本阶段最大的特征是，子宫的自发性收缩，不过你也可以通过一些方法加强宫缩的强度。比如：随着宫缩的规律移动、放松身体，或是进行适当的按摩。总之，每个产妇都需要其他人一定的帮助。

第一产程及要点

从阵痛每隔 10 分钟时开始，到宫口全开大约为直径 10 厘米。初产妇一般需要10~12 小时，经产妇需要 4~6 小时。当然，也有的产妇进程较快。

要点是：阵痛发作时进行短促呼吸或胸式呼吸，此时还不能用力。

第二产程

宫口全开后，生产的力量主要来源于正在向骨盆腔底下降的胎头。此时，胎头会对胃肠道和膀胱产生挤压。假如产力很弱或者缺失，可能是因为胎头下降的程度不够，还处于过渡期，或者是因为硬膜外麻醉的药效还没有消失。有时候，产妇会因为担心发生会阴撕裂或会阴损伤而产生强烈的恐惧感，这也会阻碍挤压反射的发生。如果宝宝的心跳很正常，你也感觉良好，医护人员会由衷地感到开心，并且让你自然地分娩，不施加任何干预。对于分娩进程的时间安排，医护人员主要是依据自己的观察和产妇的情况来决定。

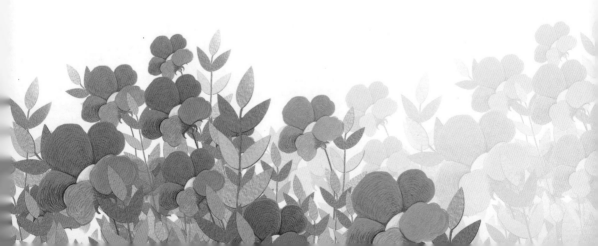

第二产程及要点

从宫口全开到胎儿娩出。初产妇需要 2~3 小时，经产妇需要 1~5 小时。

要点是：按医生的指导，进行短促呼吸并用力。用力的要领如同解大便，宫缩间隙时放松。

屏气用力

等你进入分娩期，每次宫缩都会有下坠感。如果你可以忍受住宫缩的疼痛，把注意力放在控制呼吸上，是完全可以顺利自然分娩的。要是宝宝下降的速度比较快，甚至根本就不需要做什么事情，只要小心一些就可以了。不要把力气花在大声叫喊或者使劲憋气上，而应该在阴道上用力。最好是屏住气，而不要大喊大叫或者呻吟，这样只会把大部分的力气浪费掉。

第三产程

宝宝出生后，并不意味着万事大吉，你还不能把全部精力放在宝宝身上，因为分娩还没有结束，胎盘还在你的肚子里呢！不过在娩出胎盘以前，还有一些时间可以自由支配，你可以转转身子，换个姿势躺着，胎盘还得过一段时间才会娩出。如果你想抱抱宝宝，可以找个地方斜靠一下。当然，你也可以继续蹲着或者跪着。如果是在水中分娩，你可以继续待在水里休息一下，抱着宝宝慢慢地等待胎盘娩出。

第三产程及要点

从胎儿诞生到胎盘娩出。初产妇需要 20~30 分钟，经产妇需要 10~20 分钟。

要点是：切断脐带后，在 10~30 分钟内有轻微阵痛，再一次用力，胎盘娩出。

脐带的剪切

当宝宝在妈妈肚子里时是靠脐带来传递营养和氧气的。宝宝刚出生时，虽然呼吸反射已经建立，但在剪掉脐带之前，脐动脉还会继续搏动，并传输能量和氧气。医护人员会通过触摸脐带的搏动情况，迅速对宝宝的健康状况做出评价。由于脐带上没有神经末梢分布，剪切时不会引起宝宝疼痛，脐带残端在10天左右就可以自然愈合了，愈合后留下的痕迹就是肚脐眼。

外阴切开

如果宝宝已经露出头部，但分娩过程停滞不前，医护人员会通过外阴按摩或变换分娩姿势来扩张阴道口和会阴部。如果分娩时间拖得太长，发生了胎儿窘迫，疼痛过于剧烈，或是组织扩展幅度太小，胎头无法顺利产出时，可以做一个外阴切开手术以增宽阴道口。做外阴切开术之前，医生会先给产妇注射一针局麻药，所以手术的过程是无痛的。术后阴道口扩大，胎头在子宫再次收缩时就能顺利娩出了，最后进行伤口缝合时也会做局部麻醉，一般产妇的愈合都很好。

胎头吸引术和产钳助产

大部分产妇都不喜欢做产钳术，因为产钳术会引起母亲和胎儿的不适，但是出现胎儿娩出困难或者需要紧急分娩时，就不得不采用该方法了。产钳就像一对大勺子，置于胎头两侧，配合宫缩牵引，协助产妇娩出胎头。做产钳术前通常会先做个外阴切开手术。现在，胎头吸引术在分娩过程中应用越来越多了，因为胎头吸引术对产妇的损伤要小一些，效果却要好得多，而且一般不需要做外阴切开手术。

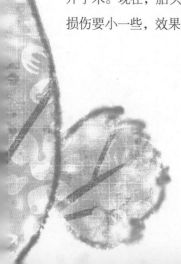

双胎妊娠的分娩

虽然多胎分娩一般都可以正常进展，但由于存在出现某些不确定性的可能，护理人员也会因此对这样的妈妈倍加关注。如果第二个胎儿娩出时造成产妇剧烈疼痛的话，可采用硬膜外麻醉。

双胎阴道分娩中，两个胎儿的头均朝下是最常见且最有利的先露部位。分娩前，可以选择超声波检查确定胎儿的体位，检查结果可帮助医护人员确定选择阴道分娩或者剖宫产。如果两个胎儿都是臀位，一般就要实施剖宫产了。如果第一个胎儿头朝下，而另一个胎儿处于臀位，那么在第一个胎儿经阴道分娩后，产妇可以通过转换体位或以臀先露的方式娩出第二个胎儿。一般来说，第一个胎儿娩出5~30分钟之后，第二个胎儿会娩出，两个胎儿均娩出后胎盘会随即娩出。

臀位分娩

臀先露一般有三种情况：臀部在下，腿部朝向面部伸直的为纯臀先露；腿部交叉盘坐的为完全臀先露；一只脚或者两只脚在下的为足先露。最常见的一类是纯臀先露。尽管有事实证明臀位阴道分娩效果不错，但还是要比顶先露的胎儿风险大。

由于胎儿的臀部或脚很难覆盖宫颈，因此不能阻止脐带快速移动到胎儿下方甚至进入阴道。因此臀先露会增加脐带脱垂的机会，尤其是当胎膜破裂，羊水涌出时，很容易发生这种状况。

臀位分娩时，胎儿的足和躯干要先于头部娩出，在宫颈处或产道内脐带会受到胎儿的头部压迫，使胎儿来自胎盘的氧气供给减少。由于胎儿的足和臀较小，会在宫颈充分扩张前娩出，而头部却要在宫颈充分扩张之后娩出，会增加额外的风险，导致发生胎儿窘迫及头娩出迟滞的情况。如果胎头过伸（向后弯曲）还会导致另一个罕见的胎儿风险发生，即脊髓损伤。由于有这些风险的增加，臀位胎儿最常用的方式是剖宫产。

分娩时如何活动、呼吸

过去人们认为产妇应该躺在床上一动不动，现在这种观点已经被推翻了，人们普遍认为产妇应该遵循宫缩的规律移动身体，适时调整呼吸，并且充分利用重力的作用促进分娩。通过运用这些技巧，可以减少分娩的不适感，调节消极的情绪，促进产程的进展。

第一产程的活动

有时候，你会本能地做那些对你和宝宝都有利的事情；有时候，你需要医生的引导才知道该怎么做会更好。不要刻意地想下一步该怎么办，你可以顺着分娩的过程和宫缩的规律走。这样做能很好地调整呼吸，忘却疼痛，才不会影响机体分泌各种促进宫缩和缓解疼痛的激素，使你顺利把宝宝生下来。如果条件允许，你还可以要求陪产人员把产房的光照调暗，同时放点轻音乐，让你的心情放松。

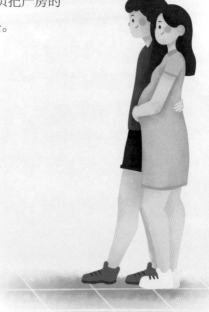

休息

为了蓄积足够的体力，在宫缩间歇期需要注意休息，有些产妇要连续休息几个宫缩周期，有些产妇则只需小憩 3~5 分钟。休息的时候，你可以四肢朝下趴着、跪着或是坐在垫子、小布袋、椅子上面，把双脚平放在地板上，两腿分开，这样才能让双臂和头部都获得足够的休息时间。水中分娩时水体流动性便于产妇选择舒服的姿势。

第一产程注意调整呼吸

调整呼吸是最原始的助产方法，可以帮助你在宫缩期间集中精力，也有利于宫缩间歇期的放松。此外，调整呼吸还可以帮助你暂时地忘却疼痛，有利于体力的恢复——因为肌肉的收缩需要氧气的供应。同时，深呼吸也可以为宝宝提供新鲜的氧气。

分娩的时候，你会本能地做深呼吸，如果你在孕期曾经参加过这方面的培训，就知道如何适时地调整呼吸了。

宫缩时如何调整呼吸

一感觉到宫缩，你就可以开始吸气。放松双肩，做缓慢而深长的呼吸，就像是在向腹部输送空气一样，你可以想象自己正通过呼吸，慢慢地向子宫和宝宝输送能量，缓慢的吸气可以保证充足、稳定的氧气供应。呼气的过程则是一个持续缓解紧张情绪的过程，耗时比较长。你可以想象自己呼出的气体正带走疼痛，通过喉咙，从唇齿之间呼出体外。在吸入新鲜空气之前，尽量将体内的气体呼出，就仿佛是在为蓄积体力腾出足够的空间一样。

边呼吸边自言自语给自己鼓劲

这种呼吸方式就像是刻意地按照呼吸的频率跟自己说话，可以帮助你培养积极向上的情绪。在同一个子宫收缩周期，可以使用同一句话或同一个短语，比如："我很好，我很好，我很好"，"我的身体知道要怎样生宝宝，我的身体知道要怎样做"，"我的宝宝也在帮助我，宝宝也知道要怎样做"，"放松一些，轻轻地扩张宫颈口，放松一些，轻轻地扩张宫颈口"。在调整呼吸的同时充分发挥你的想象，想象你的宝宝正在朝着阴道向下滑动。

帮助自己集中精力

另外一种可以帮助你集中精力的方法是数数。吸气的时候，你可以告诉自己："我在做第一次呼吸，我在做第二次呼吸，我在做第三次呼吸"，等等。如果这种方法使用得当，可以建立起一种节奏，帮助你控制子宫的收缩。

分娩时如何调整呼吸

到了第二产程，子宫收缩的规律会有所改变，为了更方便分娩时用力，你的呼吸规律也要随之发生改变。此时，你会本能地做深长呼吸，并调动隔膜和腹部的肌肉做收缩运动，努力地向下用力。每次用力的时间不要持续太久，屏气的时间最好控制在15~25秒钟，然后把气体呼出，再吸气、屏气、用力，如此周而复始。

着冠（宫缩期间胎头不再回缩）

胎儿着冠后，你会有一种刺痛感，这时你要尽量转移注意力，把心思放在调整呼吸上，这样你才能很好地为下一次宫缩蓄积足够的体能。在这个阶段，子宫常常会不自主地向下推动宝宝，你可能也需要轻轻地用点力。集中精力做规律呼吸可以减少恐惧感，放松阴道和会阴部的肌肉，避免这两个地方在扩张的时候发生撕裂。

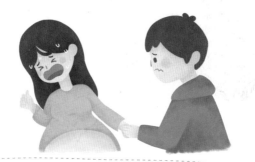

Tips：

陪产的丈夫此时应该注意什么？

✚ 丈夫不需要总是指导妻子做这做那的，因为最原始、最本能的运动和呼吸往往能收到最好的效果。

✚ 当妻子的呼吸没有节律性时，丈夫可以慢慢地引导她恢复规律呼吸：用自己的脸靠近她的脸，轻轻地呼唤着她的名字，然后告诉她："你做得很棒，做得非常好……我们的宝宝正在慢慢地下降，一切进展得都很顺利……我会一直陪在你身边的。"

✚ 如果一同做过想象方面的练习，在引导妻子分娩的时候，可以用言语给她催眠。

✚ 在妻子屏气用力的时候，她可能需要紧紧地抓住丈夫的手，或者嘴里放一块布咬紧牙关，丈夫可以为她拿着那块布。在宫缩间歇期，丈夫得想办法抚慰她，让她恢复平静。

✚ 如果她始终难以舒缓地呼吸，丈夫可以温柔地跟她说："吸进，呼出，跟我一起呼吸，吸进，呼出……"要是这样还不能奏效，丈夫可以尝试着帮她按摩，这样效果会好一些。

✚ 也有可能丈夫什么事都不需要做，只要静静地陪在她身边就可以了，她自己会搞定一切的。

✚ 尽量不要模仿她的呼吸节奏。丈夫自己也需要休息，需要蓄积体力，所以要调整好呼吸的节律。

✚ 宝宝拔露（胎头于宫缩时露出阴道口，间歇时又缩回去）后，丈夫应该马上告诉妻子，丈夫的鼓励和称赞会给她带来更多的力量，有利于她更快地恢复体力。

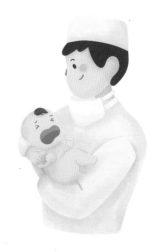

胎儿娩出

医护人员一旦发现胎儿快娩出了，就会吩咐你做浅、快的呼吸，或者是用喘息代替深长呼吸（呼，呼，呵，呵）。这样做有利于子宫的收缩，防止你用劲过度，避免胎儿娩出太快。胎头娩出后，子宫再最后收缩一次，胎身便能顺利产出了。

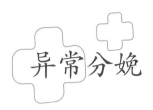

异常分娩

如果没有及时注意到不正常的分娩状况，很可能会演变为难产或异常分娩，因此必须特别谨慎。

若孕期出现不正常的产兆，应听从医师指示，以免临产时出现难产情况。

宫缩乏力

宫缩随着产程推进会越来越强，频率会越来越高。但是有些孕妈妈的宫缩强度没有增加或者增加缓慢，就会延长产程。这种情况一般有两种原因，一种是因为子宫肌肉收缩力一开始就很弱，还有一种是因为胎位不正或者骨盆狭窄造成的宫缩不协调，导致孕妈妈过于疲惫。如果是因为疲惫，可以适当休息，吃点东西补充体力，精力充沛后宫缩力可能会有所恢复。

滞产

滞产是指生产过程超过了 24 小时，有多种诱因。可能是因为孕妈妈过于紧张疲惫影响宫缩，可能是因为子宫肌肉没有达到正常收缩力或者胎儿过大，也可能是因为胎位异常，还可能是因为药物影响等。

宫缩过强

宫缩过强可能会造成产程过快，进而造成孕妈妈阴道撕裂伤，还可能影响子宫胎盘的血液循环，造成胎儿窘迫或者窒息。这种异常宫缩一般通过注射镇定性药物可以解决。

难产

难产并没有确切的定义，凡是危及母体与胎儿时均可称为难产。

造成难产的原因大致有母体产道异常、娩出力过强或过弱、胎儿状况不佳、产妇本身患病等。

产道异常

母体骨产道和软产道异常都有可能导致难产，其中，骨产道异常较易形成难产。正常情况下，胎儿头部在怀孕后期即进入骨盆内固定。但如果胎儿头部一直在骨盆上方移动，便会造成难产。

骨盆狭窄

产妇骨盆比正常情况短小狭窄或者形状不正常，也会发生难产。孕妇骨盆小而胎头较骨盆大时，往往形成难产。孕妇骨盆正常，而胎头大得超出骨盆尺寸，也易形成难产。

产妇骨盆太大会使胎儿的头部不能正常回旋，导致胎儿位置反屈（胎儿下巴不贴胸壁），也容易造成分娩困难。

软产道异常

软产道异常的难产是由于子宫颈软化不良形成的，子宫颈到了孕晚期会变软，至分娩时更加软化。如果子宫颈软化不良，子宫口无法顺利张开就会造成分娩障碍。

娩出力异常

娩出力异常可分为分娩开始时的原发性阵痛微弱和产程中途因疲倦形成的继发性阵痛微弱，都有可能造成难产。阵痛微弱多发生于高龄头胎产妇，尤其是 35 岁以上产妇。她们的子宫口或阴道僵硬，张开程度不足。高龄初产妇较年轻产妇易难产也是这个原因。

胎儿异常

一旦破水，处于横位或斜位的胎儿便无法动弹，从而形成难产。羊水若全部流出，脐带或上肢跟着脱出，使得胎儿紧贴子宫壁，阵痛会立刻增强，一旦造成子宫破裂，则母子都可能无法抢救。

胎盘异常

胎盘异常造成的难产是指胎盘附着在子宫口附近，形成前置胎盘或胎盘早期剥离。

羊膜异常可引起早期破水，一旦提前破水，则子宫颈与子宫口可能张开不足，造成胎儿前端直接压迫子宫下部，引起阵痛。此时胎儿在脐带与胎盘受压迫的情况下，会因血液循环不良而陷入窘迫状态。

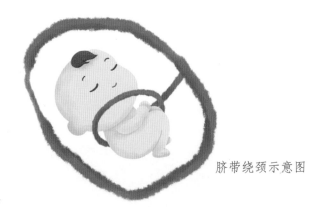

脐带绕颈示意图

脐带绕颈

如果脐带紧紧绕住胎儿颈部，会引起胎儿窘迫，这种情况可以通过孕期胎心监测及时发现。要是脐带绕颈引起输氧量下降，就得立即引产。

脐带脱垂

当脐带位于胎头和子宫颈之间时，极少数情况下会发生脐带脱垂。破膜后，胎头进入骨盆腔，脐带有可能因为发生脱垂而被下降的胎头挤压，从而引起血流量和输氧量的下降。脐带脱垂可以通过阴道检查发现，一旦发生，必须立即行剖宫产。

胎盘滞留

如果子宫内有胎盘或胎盘碎片滞留，这些滞留物会使产后子宫收缩受到干扰，使胎盘部位血管中的血液不受控制地渗出。护理人员会采取清除胎盘、血凝块或胎盘碎片，施予催产素，按摩子宫等办法进行处理。产妇也可自行做一些辅助措施，如按摩子宫、哺乳婴儿等。

胎盘不能自子宫壁分离(胎盘粘连)是非常罕见的情况。针对这个罕见而且很严重的并发症来说，唯一安全的治疗方法就是进行子宫切除术(摘掉子宫)。

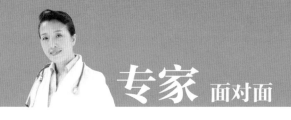

专家 面对面

Q：怎样才能缩短产程呢？

A：不同的产妇，分娩的过程是不一样的，持续的时间也不尽一致。为了保证分娩进程顺顺利利，你要尽可能营造一个舒适的分娩环境，邀请信任的人陪在你的身边。好心情可以促进你的身体分泌一些激素，从而加快产程。不过，千万不要盲目追求时间较短的分娩过程，因为短程分娩不见得好，而长时间分娩也不见得不好。有时候，短程的分娩疼痛非常剧烈，而长时间的分娩反而比较好受一些。

真正分娩时，产妇很容易失去时间观念，根本就没心思在意现在是几点几分，也不会去留意宝宝生了多久。如果接生人员觉得你分娩进程异常慢会告诉你的。作为分娩计划的一部分，你可以跟医护人员探讨关于时间限制方面的规定，以及了解自己可以对医疗支持和医疗干预所作的一些选择。

A：人们曾经认为，如果不把脐带剪掉，可能导致胎盘的血液继续向宝宝输送，从而引起高血红蛋白血症，或者使宝宝的血液向胎盘回流而导致贫血。

Q：什么时候剪掉脐带最好？

现在，科学家已经发现，宝宝的血容量受体内激素系统的调节，会保持在一定的水平上，根本不用担心脐带的存在会产生不良影响。因此，最好是在脐带停止搏动之后再剪断。如果在宝宝出生后几秒钟内就立即剪断脐带，可能会使部分血液淤积于胎盘中，降低宝宝的血容量。此外，过早剪断脐带还可能引起宝宝缺氧，因为脐带具有输送氧气的作用。

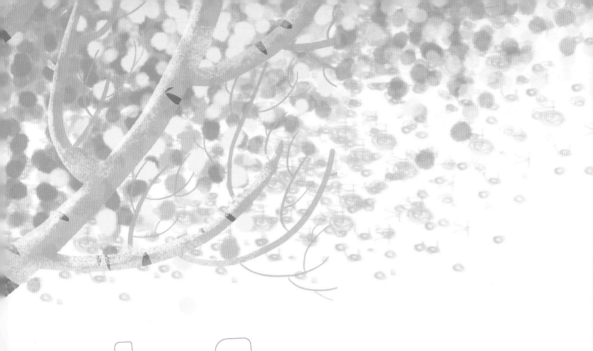

 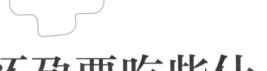

第五章

妈妈怀孕要吃些什么

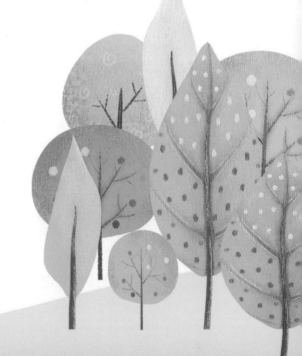

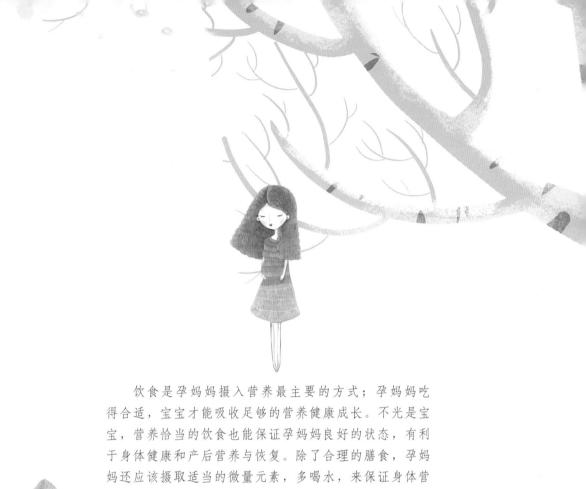

　　饮食是孕妈妈摄入营养最主要的方式；孕妈妈吃得合适，宝宝才能吸收足够的营养健康成长。不光是宝宝，营养恰当的饮食也能保证孕妈妈良好的状态，有利于身体健康和产后营养与恢复。除了合理的膳食，孕妈妈还应该摄取适当的微量元素，多喝水，来保证身体营养物质的平衡。

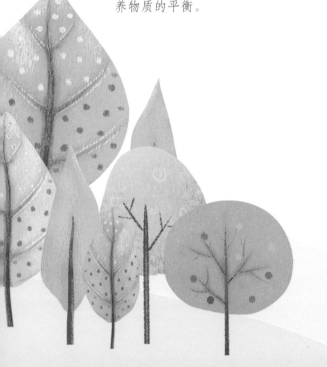

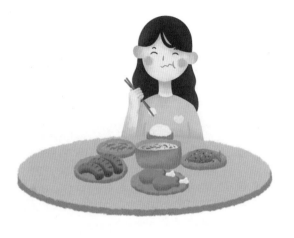

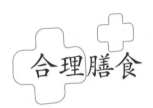

合理膳食

怀孕前和怀孕期间的饮食质量对胎儿有着重要影响。因此，你应该知道怎样给自己和胎儿提供最好的营养。

在孕期任何时候改掉不良的饮食习惯都不晚，包括孕晚期。只要你根据需要增加营养，对母亲和胎儿都是有益的。事实上，在怀孕最后8~12周内，胎儿需要更多的铁、蛋白质和钙。如果你坚持长期改善饮食结构，会令胎儿得到益处，使其更好地吸收营养。

多年以来，人们对怀孕期间的膳食组合存在着误解，包括体重的增加、热量的吸收、盐的使用、可以或不可以吃的食物以及补充维生素的多少等。当前，对营养的研究是以有利于孕妈妈和胎儿的身体健康、生理变化为基础的，更加科学合理。

妈妈吃得好宝宝才健康

在怀孕的时候，妈妈为胎儿提供全部营养物质，婴儿出生时的平均体重保持在3.2~3.4千克。在怀孕期间，胎儿的生活系统，包括胎盘、子宫、羊膜以及母体的血液等都要服务于胎儿的生长发育需求。在分娩后，母亲还要继续给婴儿准备营养，婴儿会通过乳汁吸收这些养分。这就要求妈妈必须增加营养，以满足需要。

孕妈妈需要摄入多少热量

一般女性平均每天需要 2100~2500 千卡（1 千卡 =4184 焦耳）热量，在怀孕最后两个月，与怀孕前相比，孕妈妈每天要多摄入大约 300 千卡热量。这些增加的热量应来自高蛋白质、高钙和含铁量丰富的食物。不要摄入高热量但缺乏营养的食物，如油炸马铃薯条、蛋糕和汽水等。

食品金字塔

在孕期，你每天的膳食应是多样化的，包括多种新鲜水果和蔬菜、各种谷物、奶制品、高蛋白质食品（如鱼、肉、花生、蛋、豆制品等）、少量脂肪（如油、奶油等），还要保证每天摄入 1 升液体。

在由六组食物组成的金字塔中，消耗最多的食物分布在底部，需要节制的食物在顶部。除了金字塔中的食物外，水和其他饮品也是每日饮食的基本组成。

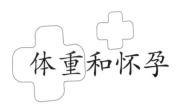

体重和怀孕

你可能会问：在怀孕期间，需要增加多少体重？然而，单纯的数字并不适用于每位孕妈妈。应当增重多少取决于许多种因素：你孕前的体重和身材、胎儿和胎盘的大小、你怀孕前和怀孕期间的饮食质量、你怀孕的次数等。

早中晚期的体重增加量

现代研究表明，大多数孕妈妈在怀孕足月时，体重增加 9 ~ 15 千克对孩子的健康更有利。

如果你怀孕前的体重在正常水平以下，那么你的体重最好比体重正常的或超重的女性增加得更多一点。如果孕前你的饮食质量一直很好，而且胎儿的大小平均，那么你的体重会增加 9~15 千克。如果胎儿的体重超过 3.6 千克，自然胎盘也比一般的大。理所当然，你的体重会比其他孕妈妈的体重增加得多一些。

此外，如果孕前你的营养状况很好且体重过重，那么你的体重增加量要适当控制。体重过度增加不仅会增加分娩并发症的风险，而且会使你在分娩后很难恢复到正常体重。

控制体重

在怀孕期间，大多数孕妈妈的体重都会增加，大部分增加的体重在产后不久会减掉。但是如果你的体重增加过多，可能要花几周，甚至几个月才能减下去。许多过于在乎体重的孕妈妈在怀孕期间不愿意增加脂肪，但是要想让胎儿和胎盘的重量增加值更合理，就不可避免地会造成脂肪的增多。脂肪是随同其他营养成分一起渐渐增加的，如果不愿增加必要的脂肪，也会使你和胎儿失去宝贵的营养。

分娩后的体重

多数女性在婴儿出生后几个月，制订切合实际的饮食习惯和锻练计划，便能逐渐减少自己的体重。由于母乳喂养需要消耗热量，所以可以促使多余脂肪消失。而储存的脂肪可以提供热量，满足哺乳妈妈的需求。

合理膳食的目标

蛋白质

所有细胞均由蛋白质构成，因此，在怀孕期间，子宫、乳房、血液、胎儿、胎盘和羊水的体积会迅速生长，使蛋白质的需求量比正常情况下每天增加约14克。蛋白质补充剂不可以在孕期服用，因而食物成为蛋白质的唯一来源。但要注意，你食用的任何畜禽和鱼等肉类一定要烹调好，避免食物不洁而引发疾病。

钙

胎儿的骨骼和牙齿都含有钙，在孕晚期，胎儿需要吸收比孕早期多66%以上的钙，因为这时胎儿的牙齿和骨骼在迅速生长。孕妇在此阶段很容易缺钙，需要及时补充。要格外注意，食用含咖啡因过高的食物会干扰人体对钙的吸收和利用，要尽量避免。

铁

铁是制造血红蛋白不可缺少的营养物质,血红蛋白可以运送血液中的氧气和蛋白质。在怀孕期间,你的血液容量增加约50%,其中的血红蛋白等成分也会相应增加。除此之外,在怀孕最后6周,胎儿也会在肝脏中储备充足的铁,以满足出生后3~6个月的需要。

不论母乳喂养,还是人工喂养,都只能满足婴儿对铁的部分需求,所以储存铁是很必要的。对于摄入的铁,一个普通人只能吸收10%~20%,医学专家建议在怀孕期间,孕妈妈每日需补充30~60毫克铁,就可以满足对铁的需求。

很多孕妈妈可能对通过消化道来补充铁感到不适，会出现恶心、烧心、腹泻、便秘等现象，这与铁元素的数量及个体反应有关系。换句话说，你服用的是硫酸亚铁，还是葡萄糖酸铁等并不重要。为了减轻副作用，可以尽量减少每次的服用剂量或避免和其他食物一起服用。含有丰富维生素 C 的食物，如柑橘类水果、番茄等可以促进铁的吸收，而抗酸剂则会干扰吸收。

必需脂肪酸

饮食中的必需脂肪酸对人体非常有益，并广泛存在于植物和鱼类中。在怀孕期和哺乳期，吸收必需的脂肪酸还有助于胎儿神经系统发育。鱼肉中的必需脂肪酸的含量比蔬菜中的数量要多得多，你在怀孕前、怀孕期间和分娩后都可以多吃鱼，如鲑鱼。如果你不喜欢吃鱼，可以在医生的指导下，通过其他方法获取必需脂肪酸。母乳是婴儿所需的长链聚不饱和脂肪酸的最好来源，而人工喂养则相对缺少。

维生素

维生素对维持人体的生命功能很重要，按照其溶解性可以分为：水溶性维生素（如B族维生素、维生素C复合物）和脂溶性维生素（如维生素A、维生素D、维生素E和维生素K）。然而，烹调不当可以导致水溶性维生素的损失。因此，在进食富含这些维生素的蔬菜时，应该生吃或在少量水中稍煮，也可以用煸炒或蒸的方法，但要注意火候。

叶酸存在于复合物维生素B中，是一种水溶性维生素。叶酸对胎儿的正常生长是非常必要的，在孕早期尤其重要。叶酸在食物中的含量很低，因此，建议所有的孕妈妈每天都补充约400微克叶酸。

补充必需的维生素和矿物质的唯一方法是食用高质量的食物。尽管大多数孕妈妈在分娩前会通过营养品补充维生素，但如果忽视改善不良的饮食习惯，造成食物构成单一也是不可取的。目前，人们对食物中存在的其他营养物所知甚少。它们的含量可能极少，而且其功能尚未被充分认识到。要想摄入这些未知的营养，你必须尽量多样地摄入各种食物，因为它们不会出现在维生素制造商的产品说明上。

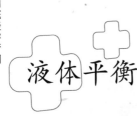

液体平衡

盐

多年以来，孕妈妈被警告要少吃盐。其理由是孕妈妈多吃盐容易致使体液潴留，而体液潴留则是先兆子痫的发病原因。现在，人们逐渐认识到，在怀孕期间储存适量的水分不仅是正常的，而且可以保证血液和羊膜中的液体含量。目前，在怀孕期间，适量摄入盐已经被认为是保持体液的重要举措。所以，和其他营养全面的人一样，孕妈妈也应适量摄入盐。

水的重要性

水分和其他液体是保证饮食平衡的基本要素。体液潴留对健康的孕妈妈来说是正常的，可以保证血液和羊水的增加。孕妈妈有两个理由需要保留、储存体液。

✚ 在怀孕期间，你的血液容积约增加50%或更多，大概从2.8升增加至3.6升。

✚ 在孕晚期，胎儿浸在大约1升羊水中并且约每3小时更换一次。这些体液也留存在你的组织中，通过血管壁移动，帮助你们母子维持健康的体液平衡。在怀孕期间，你身体组织中的液体会增加2~3升。

养成喝水的习惯

在怀孕的时候，你一天至少要喝2升液体，包括水、牛奶和果汁。如果你没有勤喝水的习惯，可以通过以下方法让自己达到这个目的。用一个1升容量的水罐装满水，将其放在冰箱中，随时饮用；还可以携带装有1升水的瓶子去工作，随时从瓶子里喝水，务必做到睡觉前喝空。同时，你要在吃饭时喝一杯奶或其他饮料。只要你稍加努力，就会养成习惯。

孕妈妈常见的饮食问题

　　怀孕期间的营养问题与孕激素的正常变化、子宫大小和重量变化有关。在接受自己新身份的同时你也会面对新的问题，而饮食健康问题就是其中最重要的一个方面。作为孕妈妈该如何应对呢？

恶心和呕吐

　　孕妈妈常感觉恶心并呕吐，即使几小时不进食，但一闻到烟味或油烟味，还是会恶心和呕吐。虽然诱因因人而异，但很普遍。所以，孕妈妈应注重营养。研究指出，健康女性在怀孕期间即使出现一般的恶心和呕吐，只要注重加强营养，保持良好的心态，就不会对胎儿造成较大的影响。

　　现在可以确定的是，恶心和呕吐不是身体异常，也不是胎儿拒绝吸收营养的表现，而与孕期母体内分泌的激素有关。某些激素的大量出现会导致恶心，直到孕妈妈的身体适应这些变化的时候才会停止。

解决方法

✚ 改变饮食习惯。每天分5~6次少量进食，避免饥饿感，维持血糖水平稳定，每次食用一些含蛋白质的食物。一恶心，就吃些饼干、烤馒头片等小食品。为了防止晨吐，你可以晚上睡觉前在床旁放一些清淡的食品，如饼干等，在起床前吃一些。

✚ 增加含维生素高的食物，如谷类食品，包括麦芽、果仁、玉米等。要提醒的是，一次服用大量维生素有副作用，应在医生指导下服用。

✚ 姜可以缓解恶心。你可以在食物或饮料中加入适量姜，或喝姜茶。

✚ 恶心和呕吐症状会在怀孕3~4个月后逐渐消失。

✚ 保持乐观心态。既然是孕期正常的生理变化，就要努力适应这种常见现象。

✚ 严重的恶心和呕吐会导致孕妇脱水、体重急剧下降、不能进食，这就是妊娠剧吐。严重者需要住院治疗。

✚ 药物治疗可以缓解严重的恶心和呕吐，但是会通过胎盘到达胎儿体内，虽然不确定会对胎儿造成何种危害，但还是要尽量避免潜在危险。

反胃

反胃，即胃酸向上反流并伴有满涨感，是孕晚期常见的不适。反胃是由于子宫对腹部的压力增大，以及激素的作用使胃上部肌肉松弛，进而导致胃排空减慢所致。进食过多、脂肪性食物、产气性食物会加剧烧心的感觉。

解决方法

✚ 避免过多进食脂肪性的、容易产生气体的、使人反胃的食物。

✚ 坚持少食多餐的进食原则。孕妈妈应慢慢进餐，在睡前不进食。

✚ 与在床上平躺相比，半坐的姿势更有利于减少反胃的感觉。

✚ 虽然抗酸剂等药物可以用来控制烧心，但是应该在非常必要时再使用。另外，你需要向医生咨询抗酸药的药性，以免引起副作用。

便秘

怀孕的时候，食物在肠道的运动速度是很缓慢的。营养物质的充分吸收，有时也会引起便秘。同时，不断增大的子宫对大肠压迫的日益严重也会导致便秘。

解决方法

✚ 补充充足的水分，进食高纤维食物，如新鲜水果和蔬菜、全粒谷物等可缓解便秘。

✚ 有规律的锻炼，如步行，是一种非常有效的治疗便秘的方法。

✚ 如果你通过适当的饮食和锻炼仍未缓解便秘，可以使用非处方药物，如高纤维素药品进行治疗。这种药物可以令大便更加柔软，而且是安全有效的。而泻药则应该避免使用。

✚ 如果你正在服用铁剂，要咨询医生是否要更换铁剂的类型，以免导致便秘。

食物渴望

很多女性怀孕后非常渴望进食特殊食物，甚至会一下子爱上平时很少吃的食物。这样的进食冲动除非干扰其他营养素的吸收，否则是无害的。

异食癖

有些孕妈妈在这特殊的几个月喜欢吃的不是食物，而是生的玉米淀粉、发酵粉、碳酸氢钠、污垢、泥土、香烟灰等，这种现象被称为异食癖。有的孕妈妈还喜欢闻汽油、漂白剂、松油消毒剂、氨水和爽身粉的味道。

许多孕妇希望保守这些秘密，有些会因为自己的行为而感到困惑和孤独。她们担心这些物质对胎儿有影响，也不愿意向医生提及此类事情，更有甚者拒绝做产前检查。

有异食癖的孕妇常伴有便秘、肠梗阻、血压升高和贫血等病症。如果你有异食癖，应该向医生或营养师寻求帮助，让他们为你提供解决方法。如果你的习惯对你或胎儿是危险的，他们会帮助你控制和避免接触那些有害物质。

适合孕妈妈的健康食谱

金针汤

[原料]

主料：干金针菜30克，干木耳2克（泡软后约20克）。

辅料：料酒1大匙，盐1小匙，以及少量鸭儿芹。

[做法]

（1）把金针菜根部掐掉，用水洗净，在水中泡软后取出沥干水分。

（2）木耳泡软，洗净。

（3）锅内加水，烧开后加入金针菜和木耳，煮5分钟，用盐、料酒调味，撒上鸭儿芹即可。

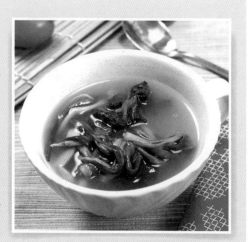

猪肝汤

[原料]

主料：生猪肝10克，马铃薯15克。

辅料：肉汤少许，菠菜叶少许，盐适量。

[做法]

（1）用清水冲掉猪肝中的血水后，放入开水中煮熟并研碎。

（2）将马铃薯煮软，研成泥状，备用。

（3）将猪肝与马铃薯泥一起放入锅内，加肉汤，用微火煮，煮到适当浓度后，撒入菠菜叶，再煮5分钟加盐即可。

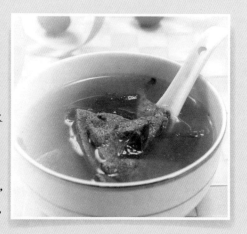

豆奶粥

[原料]

主料：大米25克，豆奶粉10克。

[做法]

（1）将大米洗净后，放入水中浸泡1小时，之后用大火煮开。

（2）转小火煮1小时左右，将豆奶粉放入锅中，用勺搅匀，再煮10分钟即可。

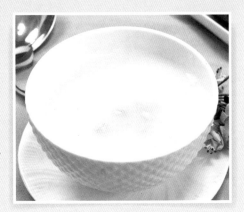

Tips:

孕妈妈的营养库

水果	含有丰富的维生素，多吃水果对胎儿大脑发育有益
小米、玉米	富含蛋白质、脂肪、钙、胡萝卜素、维生素 B_1 及维生素 B_2，是健脑、补脑的有益营养主食
海产品	为人体提供易被吸收、利用的钙、碘、磷、铁等元素，对胎儿大脑的生长、发育有益，还可防止孕妇神经衰弱
芝麻	含有丰富的钙、磷、铁，同时含有优质蛋白质和近10种重要的氨基酸，这些氨基酸均为构成脑神经细胞的主要成分，必须随时进行补充
核桃	含有丰富的脂肪、蛋白质、磷、铁和维生素A、维生素 B_1、维生素 B_2 等营养成分，对胎儿大脑神经细胞有益
黑木耳	所含胶质可以把残留在消化系统内的灰尘和杂质吸附起来，集中排出体外，从而起到清胃涤肠的作用
花生	具有极易被人体吸收利用的优质蛋白，富含各种维生素、糖、卵磷脂，以及人体必需的蛋白氨基酸、胆碱等

Tips:

孕妈妈的营养库

银耳	有补脾开胃、润燥利肠、凉血止血之功效，还可滋肾益胃
大蒜	孕妈妈吃大蒜有益健康，但不宜过多生食大蒜，以免刺激胃肠道，引起不适，或伤肝损目
核桃	核桃的营养价值和药用价值都较高。中医认为，核桃有温肺、补肾、益肝、健脑、强筋、壮骨的功效
海带	海带属海藻类食品，含有蛋白质、氨基酸、维生素、无机盐、微量元素等多种营养素，特别是碘的含量非常丰富，是人体中碘元素的良好来源

奶白鲫鱼汤

[原料]

主料：鲫鱼 1 条。

辅料：姜 3 片，大蒜 1 粒 (拍碎)，小葱一棵 (切碎)，植物油、盐各适量。

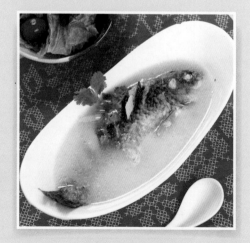

[做法]

（1）锅里放植物油，烧热后，用铲子推开，放入鲫鱼，煎至鱼肉变色后，倒入 1 碗半的清水。

（2）放入姜片和蒜末，盖上锅盖，以大火煮沸后改中火炖 20 分钟。

（3）在汤中放入适量盐调味，再炖 2 分钟，最后撒上葱花即可。

Tips：

容易导致流产的食品，孕妈妈注意哦

孕妈妈属于特殊人群，在饮食上一定要多加注意。下面这些食物就有可能导致流产，孕妈妈一定要小心，远离这些食物。

甲鱼	性寒，有很强的通血散淤作用，有可能引起流产，其中鳖甲的堕胎功效比鳖肉更强
薏米	是一种药食同源的食物，其质滑利，对子宫的平滑肌有兴奋作用，能促使子宫收缩，诱发流产
螃蟹	性寒，有活血化瘀的功效，对孕妈妈很不利，尤其是蟹爪，易诱发流产
马齿苋	性寒凉、滑利，对子宫有明显的兴奋作用。孕妈妈食用马齿苋后会使子宫收缩频繁，强度增大，有可能引发流产

猪蹄金针菜汤

[原料]

主料：猪蹄 1 对，干金针菜 100 克。

辅料：冰糖 30 克。

[做法]

（1）用清水浸泡猪蹄并洗净。

（2）将金针菜用温水泡发，洗净后掐去根部。

（3）将猪蹄和金针菜都放入砂锅内，再加约1000 毫升清水及冰糖，在炉火上炖至猪蹄软烂时即可食用。还可根据个人口味加些葱花提味。

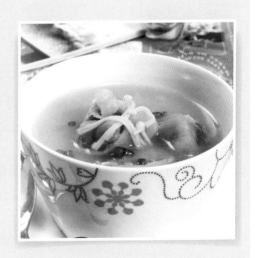

棒骨海带汤

[原料]

主料：海带100克，猪棒骨1根。

辅料：葱段、姜片、大料、醋、盐各适量。

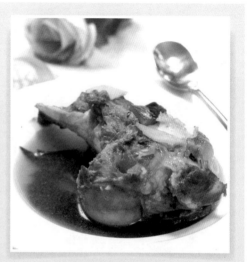

[做法]

（1）海带洗净，切成丝。

（2）猪棒骨洗干净后，用开水焯一下，再放入热水锅中，和葱段、姜片、大料一起煮。

（3）猪棒骨六成熟时放海带丝下锅，并加入适量的醋。猪棒骨煮至熟透，出锅前放盐调味。

海味豆腐汤

[原料]

主料：豆腐、虾茸各200克，青鱼150克，番茄50克。

辅料：高汤、香菜、盐、胡椒粉各适量。

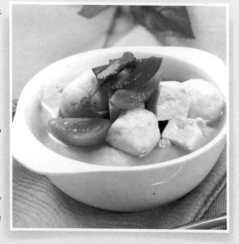

[做法]

（1）将青鱼肉剁细做成小鱼圆；将虾茸做成小虾圆。

（2）豆腐切成小方块；番茄切成小块。

（3）在汤锅内把高汤烧沸，并加入盐和胡椒粉。锅内放入鱼圆、虾圆、豆腐煮熟，起锅时放入番茄及香菜即可。

Tips：

孕中期的饮食特点

　　从孕中期开始，孕妈妈的基础代谢加速，每日热量需求量比孕早期增加约 300 千卡。但有关调查表明，大部分孕妈妈在怀孕 5 个月后都需要调换较轻的工作，家务劳动和其他活动有所减少，而热量的增加应依据劳动强度、活动量的大小因人而异。最好先观察孕妈妈体重增加的情况后再做决定。随着热量需要的增加，与能量代谢有关的维生素 B1、维生素 B2 的补充也应相应增加。

核桃豆腐丸

[原料]

主料：豆腐 250 克，鸡蛋 2 个，面粉 50 克，
　　　核桃仁适量。

辅料：植物油、高汤、盐、淀粉、胡椒粉各适量。

[做法]

（1）将豆腐洗净，用勺子碾碎，打入鸡蛋，
　　　加盐、淀粉、面粉、胡椒粉拌匀，做
　　　成 20 个丸子，每个丸子中间塞 1 个核
　　　桃仁。

（2）锅中倒入油烧至五六成热，下丸子炸熟。

（3）将丸子盛入碗中，倒入高汤即可。还可
　　　以加入少许葱花提味。

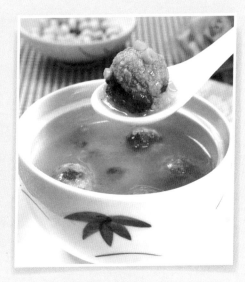

番茄排骨汤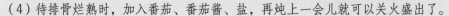

[原料]

主料：排骨 500 克，番茄 250 克。

辅料：番茄酱 40 克，姜片少许，盐适量，料
酒 1 小匙。

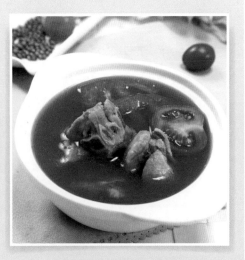

[做法]

（1）排骨在清水中浸泡，除去血水，然后洗净。

（2）洗好的排骨余烫 2 分钟，捞起用凉开水
冲去血水、血沫备用。

（3）取汤锅，置火上，加适量开水，放入姜片、
排骨、料酒，炖至排骨烂熟，这个过程
需要 1~1.5 小时。

（4）待排骨烂熟时，加入番茄、番茄酱、盐，再炖上一会儿就可以关火盛出了。

红枣银耳汤

[原料]

主料：银耳（干）20 克，红枣（干）100 克。

辅料：枸杞子 100 克，冰糖 50 克。

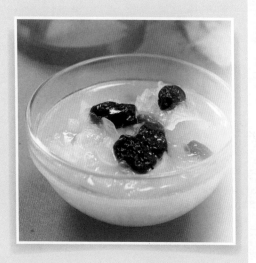

[做法]

（1）将银耳去蒂，洗净。

（2）将银耳、枸杞子、红枣、冰糖一起放入
压力锅中，盖上锅盖，压力锅调到米饭挡，
保压 10 分钟，即可食用。也可放入冰
箱中，等冷却后再食用。

Tips:

孕期的健康零食

怀孕后，孕妈妈的营养需求量大大高于孕前，妊娠后期胎儿压迫消化系统，常常会使孕妈妈吃一点就感觉饱了，影响了食物的摄入量。而这时期的营养不足会直接危害胎儿和孕妈妈。此时可以采用吃零食的办法来补充营养。

红枣	被称为"天然维生素丸"，富含维生素P、维生素C、B族维生素，还含有蛋白质、脂肪、有机酸、钙、磷、铁、胡萝卜素等多种营养成分，具有补血安神、补中益气、养胃健脾等功效，能预防妊娠期高血压综合征
板栗	富含蛋白质、脂肪、碳水化合物、钙、磷、铁、锌、维生素等多种营养成分，有补肾强筋、健脾养胃、活血止血之功效。孕妈妈常吃既可以健身壮骨，利于胎儿的健康发育，又可以消除自身的疲惫感
花生	所含人体必需的不饱和脂肪酸远比猪油等动物油多，同时含有丰富的糖、钙、磷、卵磷脂、胆碱以及维生素A、B族维生素、维生素E、维生素K等营养成分，有和胃、健脾、滑肠、润肺、化痰、养气之功效。孕妈妈每天吃一点花生可以有效预防产后缺乳，生花生的内衣（即红色薄皮）中含有止血成分，有助于孕妈妈防治再生障碍性贫血
瓜子	葵花子中富含维生素E，西瓜子中富含亚油酸，南瓜子中则含有蛋白质、脂肪、碳水化合物、钙、铁、磷、胡萝卜素、维生素B_1、维生素B_2等多种营养素，并且养分比例均衡，非常有利于人体的吸收利用。另外，嗑瓜子不但能补充营养，还能增强消化功能，有利于孕妈妈消化和吸收

南瓜蒸肉

[原料]

主料：南瓜1个，五花猪肉400克。

辅料：黄酒、酱油、红糖、高汤、葱、姜、花椒粉、
　　　植物油各量。

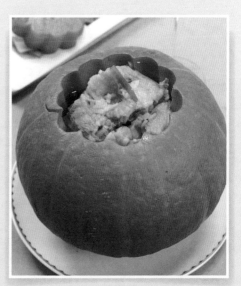

[做法]

（1）将南瓜表面切出切口，将里面的瓤挖干净，
　　待用。

（2）将五花肉洗干净，切成薄片；葱、姜切
　　成末，待用。

（3）把黄酒、花椒粉、葱末、姜末、酱油、
　　红糖、高汤、植物油一起调好，放入南
　　瓜内，再将洗干净的五花肉放入南瓜内，
　　上笼蒸熟即可。

Tips :

孕妈妈要多摄取纤维素

　　膳食纤维可以加快肠道蠕动，使体内的代谢废物及时排出，有助于减轻
妊娠期的便秘，从而防治痔疮。孕妈妈一定要注意膳食纤维食物的摄取，保
证妊娠期消化与吸收功能正常，从而促进胎儿的生长发育。

萝卜烧牛肉

[原料]

主料：白萝卜、熟牛肉各250克。

辅料：植物油、水淀粉、高汤、葱末、姜末、花椒、
　　　大料、醋、白砂糖、红辣椒、盐、酱油、
　　　香油各适量。

[做法]

（1）将白萝卜洗净，切成块；熟牛肉切成块。

（2）锅内倒入植物油烧热，倒入牛肉块、白
　　　萝卜块，再放入葱末、姜末翻炒片刻。

（3）放入花椒、大料、醋、白砂糖、红辣椒、盐、
　　　酱油和高汤，调好口味，烧沸，用慢火煨
　　　至汁浓，加水淀粉勾芡，淋上香油即可。

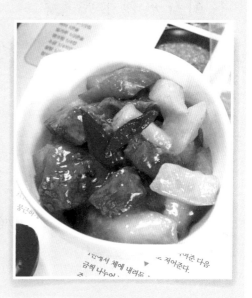

黄鱼羹

[原料]

主料：黄鱼1条（约500克），鲜豆瓣100克。

辅料：葱末、姜末、盐、马铃薯粉、黄酒、胡椒粉、
　　　熟猪油各适量。

[做法]

（1）将黄鱼去除鳞腮和内脏，撕去头部的皮，
　　　洗净，放入锅里加水，煮熟后捞出，剔除
　　　鱼骨，将鱼肉切成蒜瓣状，鱼汤滤去杂质。

（2）锅放炉火上，放入熟猪油烧热，下鲜豆
　　　瓣、葱末、姜末爆炒后，加入鱼汤、鱼肉、
　　　黄酒和盐，烧3分钟左右，再将马铃薯
粉调稀，缓缓淋入锅内勾芡，待汤汁浓稠时，撒上胡椒粉即可食用。

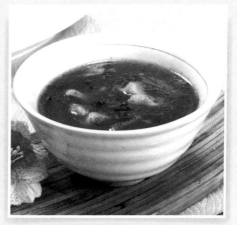

桂圆红枣糯米粥

[原料]

主料：糯米 100 克，红枣 5 个，桂圆肉 50 克。
辅料：红糖、姜适量。

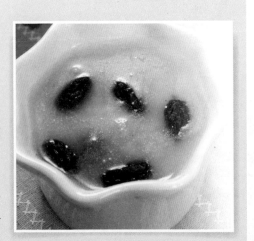

[做法]

（1）先将糯米用清水浸泡 1 小时；红枣、桂圆肉洗净；姜切片。

（2）锅内添水烧开，倒入糯米、姜片。

（3）煲制约 1.5 小时，待糯米熟后，放入红枣、桂圆肉。再一同煲制 30 分钟左右，加入适量红糖，搅拌均匀即可。

Tips

孕妈妈缺铁的危害

如果孕妈妈在饮食中缺铁，会出现缺铁性贫血。在我国，缺铁性贫血的发病率比较高，在有的地区可达 50% 左右。主要症状为食欲不振、疲乏无力、心慌气短、躁动不安、耳鸣、头晕、怕冷等。此外，如果孕妈妈在妊娠期间膳食补充的铁量不足，往往会出现毛发变脆、脱落、注意力分散、脸色苍白等现象。为此，我国营养学会推荐孕妈妈每日铁摄入量为 18 毫克。孕妈妈们要严守这一标准，防止缺铁症状的发生，为胎儿提供优良的母体生长环境。

炒肝尖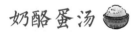

[原料]

主料：猪肝 300 克。

辅料：红辣椒 20 克，猪油（炼制）50 克，盐 3 克，
　　　姜 1 克，料酒 5 克，酱油 10 克，葱 25 克，
　　　淀粉 5 克。

[做法]

（1）生猪肝放入盆中洗净后，放入有适量葱、姜、
　　　料酒的沸水锅内，煮 2 小时左右，取出备用。

（2）熟肝切成 3×2 厘米左右的片。

（3）辣椒去蒂、籽，洗净，切末。剩余的姜洗净，
　　　切末；葱去根须，洗净头，切段待用。

（4）炒锅置旺火上烧热，舀入猪油，烧热后，投入肝片、辣椒、姜末煸炒片刻。随即放入盐、
　　　酱油、料酒焖一下，再放入葱头、肉汤烧片刻，然后用淀粉勾芡，速炒几下，起
　　　锅装盘即可。

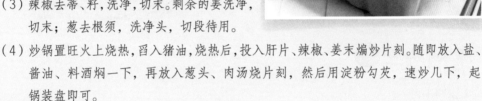

奶酪蛋汤

[原料]

主料：奶酪 20 克，鸡蛋 1 个，西芹末 15 克，
　　　番茄末 25 克。

辅料：骨汤 1 大碗，盐、胡椒、面粉适量。

[做法]

（1）奶酪与鸡蛋一道打散，加少量面粉。

（2）骨汤烧开，加盐和胡椒调味，淋入调好
　　　的蛋液。

（3）最后撒上西芹末、番茄末作点缀。

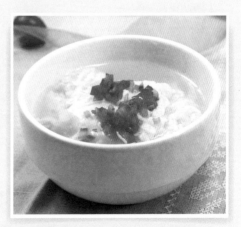

Tips:

摄入足量的钙

妊娠全过程皆需补钙，但妊娠后期钙的需求量显著增加，一方面母体钙的储备增加，另一方面胎儿的牙齿、骨骼钙化加速。妊娠后期钙的供给量应为每日1500毫克。孕妈妈不仅应多吃含钙丰富的食物，还应多摄入维生素D，促进钙的吸收。但不可过量，以免引起中毒。含维生素D丰富的食物有动物肝脏、鱼肝油、禽类、蛋类等。

葱焖鲫鱼

[原料]

主料：鲜鲫鱼1条（约500克）。

辅料：白砂糖、黄酒、葱、甜面酱、姜、植物油、酱油适量。

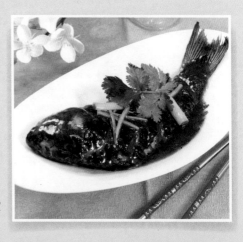

[做法]

（1）将鲜鲫鱼去掉鳞鳃和内脏，洗净，在鱼身两侧划几道斜花刀，用适量酱油拌匀，腌渍一会儿。

（2）将葱切成约5厘米长的段，将姜切成约2厘米长的粗丝，待用。

（3）将锅放在炉火上，放入植物油烧热，待鱼煎至两面呈金黄色时盛出。锅中留余油烧热，下葱段、姜丝，爆炒至葱变黄，加入甜面酱炒几下，放鲫鱼、酱油、白砂糖、黄酒和水，以大火烧开，盖上锅盖，改用小火焖煮7~8分钟，将鱼翻一次身。连续焖煮10分钟左右，至汤汁浓稠即成。

Tips：

孕晚期要补充的维生素

营养素名称	作用	推荐食物
维生素E	维生素E的水解产物就是生育酚，如果在怀孕期间缺乏维生素E很容易出现流产等危险情况	小麦胚芽、葵花籽油、羊肉、鳄梨
维生素C	维生素C可以促进伤口快速恢复，充足地补充骨蛋白，能有效预防和缓解各种骨骼疾病，有助于产妇尽快摆脱各种产后不适的困扰	西芹、白菜、青椒、菠菜、橘子、绿茶、莴笋

油豆腐萝卜丝

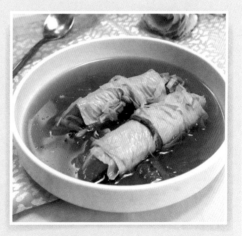

[原料]

主料：油豆腐皮4张，萝卜丝（约2厘米长）20克，冬粉1束，卷心菜50克，猪肉薄片200克，木耳20克，葫芦干30厘米长。

辅料：高汤2杯，酱油3大匙。

[做法]

（1）油豆腐皮用热水冲去油分，切成两半。

（2）萝卜丝用水洗净，挤干水分；冬粉在水中揉洗，再用水冲过，和萝卜丝同样切成约2厘米长；木耳泡软，同样切丝。

（3）把萝卜丝、冬粉、木耳、猪肉放入已准备的高汤里煮至断生，用少量的酱油调味。

（4）把步骤（3）的材料捞出后装在油豆腐皮中，用泡软的葫芦干绑住。

（5）卷心菜煮开，把步骤（4）的材料放入汤中，加剩余酱油，用小火慢慢煮开即可。

Tips：

孕晚期每日营养结构参考

第一类	脂类	牛奶	400 毫升
		奶酪	25 克
	蛋类	鸡蛋	1 个
第二类	荤食	肝脏	35 克
		鱼干	25 克
第三类	蔬菜	深色	100 克
		浅色	200 克
	薯类	马铃薯	100 克
	水果	苹果 / 柑橘	200 克
第四类	谷类	米饭	100~200 克
		面包（馒头）	130 克
	糖类	白砂糖	25 克
	油脂	油脂	20 克

干贝汤

[原料]

主料：萝卜50克，干贝70克，甜玉米粒3/4杯，
　　　豌豆荚15克。

辅料：水和干贝汤4杯，盐1小匙。

[做法]

（1）萝卜连皮切成2~3厘米厚块。豌豆荚去茎，
　　　放入加盐的热水中，烫一会儿。

（2）锅内加水和干贝汤烧开，再加入干贝、
　　　玉米、萝卜块，煮2~3分钟后，用盐调味。
　　　最后，撒上豌豆荚即可。

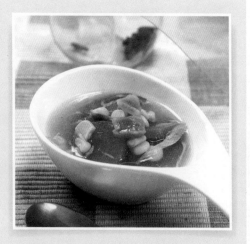

鲤鱼汤

[原料]

主料：鲤鱼1条（约500克）。

辅料：红枣30克，盐1克，香菜适量。

[做法]

（1）将鲤鱼去鳞鳃、内脏，洗净。

（2）将鲤鱼放入锅中，加水（约1500毫升），
放入红枣、香菜及盐，煮到鱼肉熟烂后
即可。

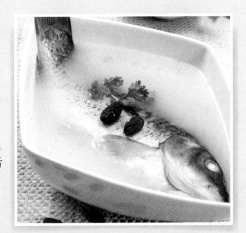

牛奶麦片粥

[原料]

主料：牛奶200毫升，麦片100克。

[做法]

（1）将牛奶放入锅中煮开。

（2）加入麦片，用勺搅拌均匀，用微火煮10
分钟即可。

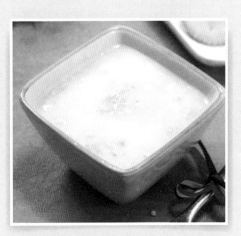

有利于胎儿脑部发育的食物

由于胎儿的大脑在迅速发育，所以选择能对其脑部发育起到帮助作用的饮食就显得尤为重要。

碘	以海带为代表的海藻类食品，以牡蛎为代表的各种贝类食品
硒	黄油、鱼、大蒜、贝类、小麦胚芽和苹果酸当中都含有大量这种物质。与含维生素E的食物一起吃有助于提高吸收率，所以在享用以上食物时，还可以适量吃芝麻、葵花子和杏仁等食品
维生素B_1	酵母、小麦胚芽、海藻类及大豆中含有很高的维生素B_1
铁	海苔、羊栖菜等海藻类食品，以及木耳、绿茶、竹笋、芝麻中都含有大量的铁
钙	螃蟹、干虾、沙丁鱼与奶酪都含有大量钙
钾	食用海带可以补充大量的钾元素。羊栖菜、萝卜干以及干香菇中也含有大量的钾元素

猪蹄黄豆汤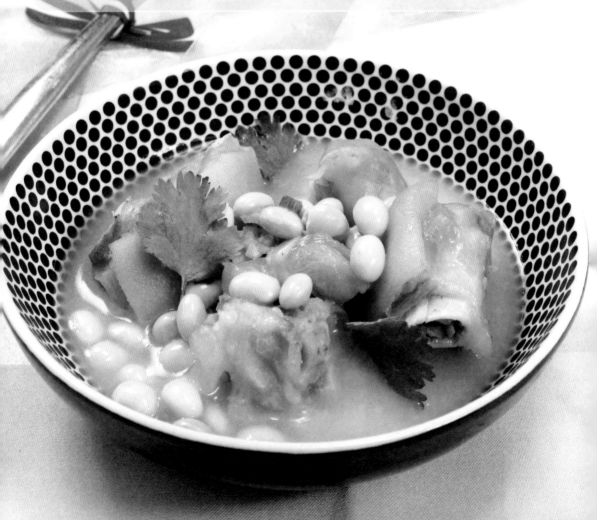

[原料]

主料：猪蹄两只（约300克），黄豆100克。

辅料：盐、黄酒、葱、姜各适量。

[做法]

（1）猪蹄刮洗干净，将每只猪蹄剁成4块，放入开水锅内煮开，捞起，用清水再洗1次。

（2）将葱一半打结，一半切末；姜切片。

（3）黄豆择洗干净，用冷水浸泡使其膨胀，淘净后倒入砂锅，加水1000毫升，盖好锅盖，用小火煮2小时左右。

（4）将猪蹄放入砂锅烧开，撇去浮沫，加入姜片、葱结、黄酒，改成微火炖至黄豆、猪蹄均已酥烂时，放盐，并用旺火再炖约5分钟，拣去葱结、姜片，加入葱末即可。

第六章

孕妈妈的瑜伽课

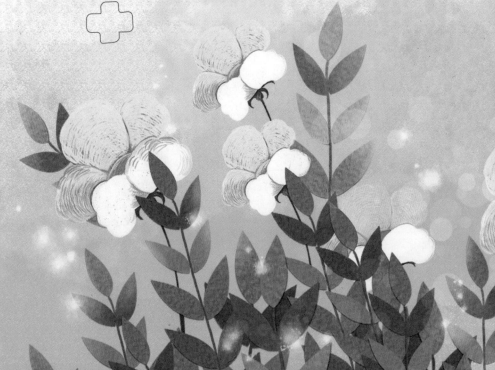

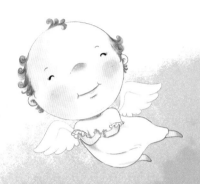

　　运动是保持身体与精神状态良好的好方法，所以孕妈妈就算是怀孕了也应该坚持运动。当然，运动方式与活动量需要进行一些调整，可以选择瑜伽、游泳等较为温和的项目。在安全的条件下进行适当的运动，让孕妈妈身心愉悦。

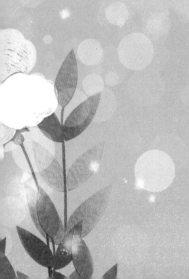

什么是瑜伽

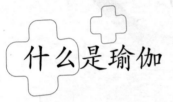

　　瑜伽是起源于数千年前印度的一种健身方式，意思是指思想和身体之间的联系。练习瑜伽的目的在于在思想与身体之间寻求平衡以达到身心合一。孕期做瑜伽是一种积极的放松，通过伸展、调节身体，帮助孕妈妈们改善体力、消除紧张情绪。只要孕妈妈在自己个人承受范围之内练习，不过度进行伸展，在怀孕期间和生育之后练习瑜伽是很安全、很有益的。现在人们的生活方式与以往不同了，如果能将瑜伽练习与调节身体的基础训练相结合，会更有效果。

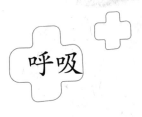

呼吸意识是整个瑜伽姿势中一个不可缺少的组成部分，而冥想的独处时间是与自身生命力相连通的强有力方式。你的呼吸常常成为集中精力和平静自己的有效工具。

呼吸练习

下列练习对于锻炼你的呼吸意识，进行充分、健康、舒适的呼吸非常有效。同时，这些练习还能帮你放慢速度、缓解焦虑、放松身体。你可以采取任何令自己感到舒适的姿势站立，在怀孕期间平躺下来进行这些练习也是可以的。当习惯了这些练习之后，你会对分娩时如何呼吸更有信心。另外，也可以将这种呼吸意识与冥想相结合，并享受它所带来的效果。

让自己感到舒适

躺下来或者坐下去，确保后背能很好地靠着墙。自然呼吸，开始每一个阶段的练习，然后选择一项或两项下面介绍的其他练习方法。可以独自练习，让自己随着录音中语调迟缓、声音柔和的指导说明进行练习，也可以和资深的瑜伽练习者一同练习。

自然地呼吸

闭上眼睛，身体固定到某个位置，放松全身的肌肉。从容地进行练习，要注意呼吸，努力排除所有杂念。不要以任何方式来改变自己的呼吸方式。呼气、吸气时，简单观察自然的节奏和身体的运动。

把手放在下腹部，或者将注意力集中到这一部位。然后随着呼吸让意识进入、离开自己的身体，感觉吸气时下腹部上升到手的位置，呼气时又移走了。每次吸气都会感到肺里充满了空气，而呼气时肺又变空了。注意这是一个自然的、习惯性的过程。伸展脊柱，随着呼吸自然加深，肺部和胸腔能够不费力地展开。

从呼气结束到下一个吸气开始之前，要有一个短暂的静止。从吸气结束到呼气开始前也要有一个短暂的静止时间。

每一次呼气时，尽量多呼出气。慢慢地你会呼吸得更充分、更舒适。你会感到吃惊，健康的呼吸让你仿佛获得新生，每次呼吸都会带来新的活力，释放身体所有不需要的废物。

接下来的几分钟，继续以从容、舒缓的节奏进行呼吸。

坚持每一次呼吸都完全集中注意力，会净化你的思想，使你充满能量。当你的身体和思想保持平静时，对体内运动的意识就会提高。自己会感觉到心脏的跳动，也会感到无穷的能量在流动。时间长了，你会习惯这种感觉，自然呼吸会让你感到非常舒适。身体也会自动进行充分呼吸，你会本能地通过呼吸来放松自己，使自己充满能量。

学会保持注意力可能要花费很多年的时间。如果思绪不断涌现到脑海里，试着观察它们，让它们从心里消失而不随着它们转。你要做的是重新将注意力集中到自己的呼吸上。注意力不集中时，不要失望，在这个时候，更要学会保持放松状态，并享受放松带来的安静时刻。

安全瑜伽

✚ 柔和的瑜伽锻炼不会对胎儿或孕妇造成伤害，也不会导致早产。

✚ 如果阴道出血，要停止一切运动并立即就医。

✚ 当你感到头晕目眩时，尤其是站着的时候感到头晕，记住要采取左侧位躺下好好休息，直到这种眩晕感消失。

✚ 如果感到心痛，要避免做出一切前倾姿势。

✚ 如果血液循环有问题，例如静脉曲张或痔疮，不要做压迫骨盆的动作（比如蹲坐或前弯腰）。平日里进行全方位的骨盆练习或者膝盖－胸腔姿势练习能够有效地缓解这一症状。

✚ 如果前后骨盆疼，尽量不要把腿分开；应当跪着、盘腿坐着或伸直腿坐着。

✚ 使用垫子，这会让你感到舒适，也能减轻关节方面的压力（跪着的时候身体底下、坐高时大腿底下都会有这样的关节压力）。

✚ 如果觉得脊椎骨很累或者有些弯曲，用后背下半部分紧靠着墙坐下。

✚ 如果别人建议你上床休息，你仍然可以在床上练习，伸展上肢和腿部，能够帮助你保持活力、保持舒适感。

呼吸时数数

这个练习在任何地方都能做，会使你慢下来或者平静下来。

✚ 吸气时慢慢数到四或五，使肺部逐渐扩张到最大限度。

✚ 吸气达到最高点时暂停一小会儿，保持全身放松，然后呼气时同样数到四或五，或者就是慢慢地呼气。多重复几次。

深呼吸

这个练习会帮助你放松自己，融入到瑜伽练习中。在你放松的最后时刻，这个练习会对你有帮助。它对失眠也同样有效果。

➕ 慢慢地进行深呼吸。呼气时充分清空自己的肺部，停一会儿，接着吸气，使气体充满整个肺部。吸气时，默默对自己说："我再做一次吸气"；呼气时，告诉自己："我再做一次呼气"。

➕ 下一次呼吸时，告诉自己："我第二次吸气，我第二次呼气"等，总共进行5~10次呼吸。

中断的呼吸／间隔呼吸

如果感到焦虑或者呼吸短促时，这个练习会对你有所帮助。它能扩张肺部，充分储存气息。

➕ 开始时慢慢吸气，然后停一会儿，不要绷紧身体任何部位。再多吸点气，接着再停一次。吸气量达到最高峰时，暂时停下来。

➕ 长时间持续呼气来释放呼吸，放低脊背。

➕ 吸气时如此循环3次之后暂停，再换到呼气暂停循环3次。想象一下往玻璃杯里加水，每次加1/3，直到它完全加满，这可能对你有所帮助。

有声呼吸

呼吸时发出声音，是一种释放压力和痛苦的方式。分娩时你会本能地发出声音。现在习惯自己的声音对你有好处，以后宫缩时就不用压抑情绪。

➕ 舒服地跪着，或者坐在一堆垫子上或一个矮凳子上。放松肩膀，让胳膊松弛地下垂。吸气，慢慢抬起胳膊，举过头顶。接着呼气，放下胳膊，深深地发出声音。重复4次。

➕ 向四周伸展手臂，达到肩膀的高度。张开双手，充分呼吸。呼气时深深地发出声音，弯曲胳膊肘，手覆盖在心脏处。吸气并打开手臂。重复4次。

呼吸时喃喃而语

这一练习会帮助你在分娩时集中或均衡体力，并且习惯自己分娩时发出的声音。

➕ 脸部肌肉放松，尤其是下颚、舌头和嘴唇周围。
➕ 微微张开嘴，通过鼻子深深吸气。
➕ 呼气时，使气流温柔地避开嘴唇，并发出轻微的喃喃声。

随着时间的推移，多次进行伴随喃喃自语的呼吸，会使你越来越感觉到自己的声线仿佛顺着脊柱在振动，温暖和平静的感觉会慢慢来到你身边。

分娩时的呼吸

正如前文中提到的那样，你同时可以为了分娩而练习呼吸。练习时，选择一个合适的姿势，手和膝盖的位置要舒服，可以直立跪着或者站着，想象从宫缩出现、达到高潮然后消失，这一过程大概需要 60 秒钟。

➕ 宫缩开始时，要慢慢地深呼吸，那种感觉就像在呼出痛苦。呼吸时身体可以移动或者摆动。
➕ 呼气时发出呻吟或叹息声，会进一步帮助你，让你充分地放松自己。
➕ 宫缩继续时，你仍要继续保持平静的呼吸，然后放松自己，重新恢复自然的呼吸节奏。

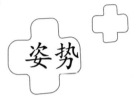

姿势

姿势影响着整个身体，好的身姿不仅赏心悦目，更有益于健康。好的姿势有助于改善肌肉紧张状况，使你充满力量及活力。同时，它也能改善血液循环以及淋巴液循环。好的姿势还能带动充分而舒适的呼吸，提高氧气的供给量，释放出更多的二氧化碳。怀孕时，好的姿势也有利于胎儿发育。一旦学会并养成保持良好姿势的习惯，你会自动摆出这些姿势，这将改善自己的健康状况。

怀孕是改善姿势的极佳时机，因为此时你已经意识到自己身体和体力的变化。随着孕期的不断延长，姿势变成了自己坐、站和抱宝宝时减轻正常身体压力的必要因素。正确的姿势能确保骨骼均匀地支撑体重，消除背部和骨盆关节的紧张感。宝宝出生后的几个月乃至更长时间，在你的身体恢复到怀孕之前的状态前，脊柱、韧带和肌肉是非常脆弱的。

良好姿势

关注姿势能在孕期保护你的身体，也能在宝宝出生后养成好习惯，在抱起宝宝、拿起重物之前注意自己的后背、膝盖等部位。确保不要弯成弓形也不要弯曲四肢，要将宝宝或者重物对准身体中心并伸长自己的脊柱。

就像一棵树。树根从地面深深地延伸到土壤里，支撑着这棵树，而上面坚固的树干和树枝向上生长、开花结果。人与树相似，我们的腿和脚向下延伸，地心引力将我们定在地球上，有了这一稳固的基础，脊柱就能拉长，能使我们笔直地站着，自由地活动上半身。

基本的站立对于培养良好的姿态来说是很重要的。当你用这个平衡姿势舒服地站立时，会强烈地感觉到地心引力支撑着自己，而上半身会感觉轻松而自由。试着走动、旋转、拿起东西，然后休息。不论到哪儿，站着或者走路，刷牙、做饭、排队或接电话，你都应当试着返回到中心位置：脚平行，平衡重量并伸展脊柱。你会感觉这个姿势很放松、很自然，并注意对全身的效果。

Tips:

针对好姿势的有效提示

✚ 穿一双平底、有支撑性的鞋子。

✚ 不要单肩背很重的包，尽可能选择双肩背包，并让他人帮自己拿重物（放任一下吧，此时人们通常都乐于提供帮助）。

✚ 要在身体前面或中间拿东西或者抱宝宝；尽量避免让宝宝半个臀部坐在你身上；同时，拿重的物品（如安全座椅）时要注意姿势，尽可能不要拿。

✚ 弯腰捡东西的时候，试着蹲下去，收紧腿部力量站起来；这样能够利用腿部的力量而不是背部，也能避免拉紧底部的脊柱。

✚ 不要同时向前弯腰并转动脊柱，比如要走到旁边的时候。

✚ 在家或单位坐着的时候，背靠椅子坐直，或用硬的垫子放在身后以支撑脊柱，或者在臀部下面放一个电话本使自己坐直。放松骨盆——感到引力——拉长脊柱。放松脖子和肩膀。将一只脚或双脚放在地板上，或者尽力将双脚抬高到一个小凳子或一堆书的高度，但在孕末期时要保证膝盖绝对不能高过骨盆。通过这种方法，上身就能够保持垂直并放松，地心引力能使宝宝的脊柱和你的身体达到一种很好的位置。如果你时常弯曲后背，抬高骨盆（比如懒散地站着或坐着），引力会让胎儿形成不宜分娩的胎位，这会使分娩时间更长也更疼。

✚ 尽量不要有不平衡的坐姿，例如当你盘腿坐着的时候，将身体的重心放到一侧，并且弯曲脊柱。

✚ 如果可能，用舒服的盘腿姿势坐在地上，或者将腿向前方伸展。将后背靠在一件家具上或者墙上，或者跪在一堆垫子或枕垫上。这些姿势能够帮助你保持脊柱伸直、骨盆张开，这样宝宝就能有更好的胎位了。

✚ 硬床垫对你的脊柱会更好。

为练习瑜伽做好准备

不论你想练习 10 分钟还是 1 小时，都要在一个安静、舒适的环境里放松自己。选择自己感觉很好、不忙、家里很平静的时间进行练习。

手边放一些垫子和一根柔软的带子（如鞋带、领带）。可以在地毯上练习，也可以在瑜伽垫上练习，这样会更安全、更简单。你需要一面干净的墙来靠着它站立。穿着柔软宽松的衣服。

最好在练习之前的 1～2 小时吃点东西，不要饱餐后马上练习。如果想饿着肚子开始练习，最好吃少量的快餐，喝 1 杯牛奶或果汁。这样你体内的能量就能集中到呼吸和运动上来，而不是集中用来消化。

瑜伽是一种个人体验，与你身体上或情绪上的感觉有关。在开始练习之前，要花一些时间将注意力集中到自己身上。练习的时候，体会并保持这样感觉。如果哪天某一种姿势或呼吸练习让你感觉不太好，可以修改或者不练。

最重要的是，让呼吸指引你进行每一个姿势的练习。用自然、柔和的节奏吸气和呼气。不要屏住呼吸，肌肉需要氧气才能发挥作用，而且呼吸的持续进行能保持身体处于放松状态。慢慢做，即使只有一小段时间或只能练习几个动作。每一个动作结束之后转入下个动作时动作要舒缓，只要觉得自己呼吸平和流畅，就坚持该动作。尽量不要使脸部、颈部肌肉和身体其他部位处于紧张状态。在结束一个瑜伽动作、开始下一个动作之前，最好放松几分钟，可以以舒服的姿势坐着或躺着，做简单的呼吸。

产前瑜伽动作

　　练习瑜伽时，听从身体的指挥，要在自己舒服的范围内进行练习。选择一个自己感觉舒服的空间，不要分散注意力，花几分钟的时间注意自己的呼吸和身体的感觉。接受自己的想法，尽量忘却一切让自己分心的担忧或兴奋，等到身体和思想恢复了精力之后再说。

颈部放松（思想平静）

　　脚踝交叉，舒服地坐着或者跪着。放松肩膀，感到下半身(骨盆和腿部)向地面贴紧。把头向前低下，轻柔地呼吸，感觉颈后部的伸展。慢慢将头转向一边的肩膀，然后向后转圈。如果觉得脖子很紧或比较脆弱，暂停一下，吸气然后呼气释放压力。下颚、肩膀和膝盖保持放松。头部持续转圈，可以改变方向。

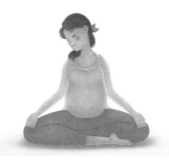

注意：如果背部感觉疼痛，尽量靠墙。骨盆后面和脊柱下端应当与墙齐平。如果腿部或脚踝比较硬，在每一个大腿骨支撑点下面放一个硬垫子。也可以腿向外伸展，或者跪着。

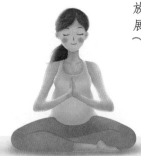

安静地坐着（向内转）

脚踝交叉，舒服地坐着。可以坐在一个硬垫子边上以支撑你的脊柱。正视前方，然后轻轻低下下巴，拉长并展开颈后部。双手胸前合十，放松肩膀。这时你可以闭上眼睛。自然呼吸，感觉气息沿着脊柱运动。每次呼吸，骶骨和尾骨都向下放松，脊柱从腰部向上拉长。

鹰型手臂简单坐式（肩膀和脊柱上部放松）

放松地坐下，感觉尾骨与地面相连接，骶骨和尾骨随着地心引力放松。胳膊伸展到肩膀的高度，打开胸部，拉长脊柱。将右臂交叉到左臂上，举高到胸前，右手肘在左手肘内侧，围着前臂旋转，左手指尖放到右手手掌里。轻轻抬起手肘，放松肩膀，然后放低下巴以拉长颈后部。感觉每次呼吸扩张至肺部底端，在肩胛骨后面伸展。每次呼气，释放脊柱和肩膀的压力。保持几次呼吸，然后打开并晃动手臂。重复另一边的动作。

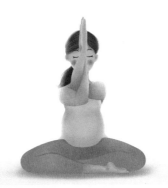

牛式胳膊跪姿（肩膀和上手臂放松，打开胸部）

在脚后跟和臀部之间放一块垫子，坐在上面，以减轻双腿的压力。轻柔地慢慢呼吸，让气流深入肺部，感觉下身放低而脊柱向上生长。左手抓住一根带子，抬起胳膊绕过头，将拿带子的手放到脖子后面。伸出右手，伸到身体后面，抓紧吊着的带子，尽量高一点，如果可以，尽可能够到左手指尖。向前倾斜头部，使其离开手臂。伸展高的手肘，打开胸部。慢慢缓解肩膀和上臂的压力，伸长脊柱。屏住呼吸一会儿，然后重复右手动作。

注意：如果你有血液循环问题，比如静脉曲张、痔疮和抽筋，或膝盖、脚踝较硬，最好坐在一个较低的凳子或大的支撑垫上，将膝盖放低到地面。

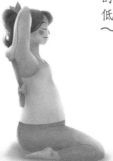

注意：这一姿势能促进骨盆一带的血液循环，改善静脉曲张和痔疮，并能增加臀部的灵活性。如果骨盆前面感到疼痛，就不要做这个动作。如果骨盆后面疼痛，做这个姿势时可以将脚伸出，放到身体前面。

尾骨坐式（滋养骨盆）

坐在垫子边缘，脚底相对，膝盖着地。在两侧大腿下各放一个垫子，让臀部和内侧大腿慢慢支撑着伸展开。把手放在膝盖上休息。做几次轻柔的呼吸，每次呼气时都能感觉到地心引力使膝盖往下坠。不要猛烈撞击腿部。将双手放在身体后的地面上，向后倾斜，伸直脊柱（不要成弓形或下垂）。头部舒服地向前低。进行长长的、充足的呼吸，想象吸气进入脚部并穿过腿部和骨盆，充实子宫，扩展胸部，最后上升至头顶。吸气能滋养你和宝宝，使充满活力的能量运行全身。想象着气流从头往脚移动，带走疲劳、焦虑、紧张等情绪，让你感觉轻松、自由。

向外伸展腿部

腿向外伸展，双腿并拢，坐在垫子边上，将柔软的带子缠到脚上。双手抓住带子时，保持肩膀和手肘放松，伸展脊柱。不要倾斜身体或者用手拉带子。拉动后脚跟，会有一种沿着腿后部的伸展感觉。放松双脚和大腿前部，想象脊柱呈 S 形弯曲，从尾骨上升至脖子。感觉自己的呼吸从上到下，轻轻地触摸每个脊椎骨节。做这一动作时呼吸几分钟，强烈感觉呼吸的运动。由于以这种姿势坐着并进行呼吸让你感觉舒适，脊柱会感到无限活力。

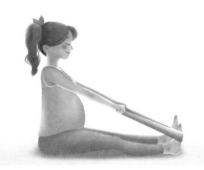

双腿分开向上抬手

在感到舒适的范围内，尽量大幅度打开双腿，以自己的坐骨为中心，脊柱伸直、拉高。伸展脚后跟，膝盖放松，享受双腿后部伸展的感觉。指尖接触地面，肩膀放松，胸部打开。呼吸时，集中精力做打开动作。让上身变轻，为下腹部创造空间，扩张肺部。在孕末期，当你感到呼吸微弱、急促时，做这一动作会有所缓解。

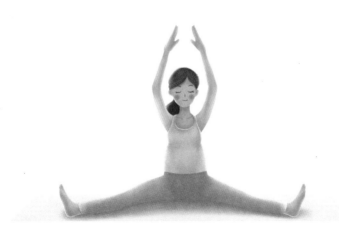

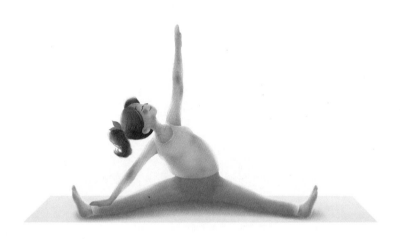

腿部分开向一侧伸展

双腿分开坐下，将右手放在右膝盖上。吸气，向上伸展左臂，右手沿着腿部向外滑动。眼睛望着左手的方向。感觉呼吸滑至指尖，呼气时放松坐骨。保持肩膀上端向后，这样胸部就能打开。保持这个动作，呼吸 4 次。放松，重复另外一边的动作。

坐着扭转身体（脊柱旋转）

舒服地坐在垫子边上，双脚交叉。左膝盖缠上一个柔软的带子，左手拿着带子末端。伸展右臂至身后，抓住那根带子。将左手放在膝盖上休息。均匀地呼吸，放松肩膀，让气息穿过脊柱。感觉引力吸着骨盆。呼气，慢慢转到右边，从身体底部开始转动，接着是脊柱，然后是脖子，直到最后穿过右肩。眼睛凝视前方，让气流在脊柱间流上流下，柔软流畅地保持这个动作。慢慢转回到中间。重复右边的动作。

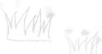

注意：这个姿势使脊柱得到滋养、充满活力。重要的一点是要慢慢随着呼吸转动身体。

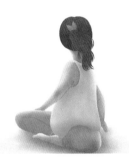

猫式伸展（脊柱放松）

双膝跪立在瑜伽垫上，两腿与肩同宽，两手五指张开落地。保持这个动作，呼吸几次。或者每次呼气时进行伸展：呼气的时候，弓起后背，低头，收尾骨；吸气的时候，伸展脊柱，抬头抬臀。吸气时感觉怎舒服就怎么放松自己，保持腹部和大腿放松。每天做几次这个伸展动作，可缓解后背疼痛。

注意：这个动作可能加剧胃部的灼热感。可以换成在墙前跪着，向墙上方扩张手臂，放低骨盆，向上伸展脊柱和肩膀。

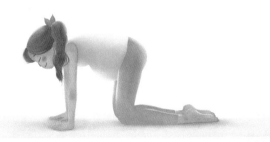

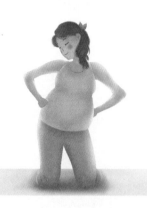

直立跪着（分娩练习）

双膝直立跪在垫子上。为了更舒服，可以靠一个低的桌子或椅座上。放松头部、颈部和肩膀。轻轻地闭上眼睛，抛却杂念，向内转，体会体内的感觉。长长地、充分地呼吸几次，用鼻子吸气，嘴呼气。自由地摆动骨盆，没有任何限制。保持缓慢的呼吸，不要去控制它，就只是呼吸、活动，用心感受这个动作。

骨盆底练习

选择一个舒服的姿势，如图所示，半跪或半蹲，如果喜欢的话可以用一个垫子，放在手肘和膝盖下。闭上眼睛做几个简单的呼吸，全身放松，包括下巴、双手、腹部和大腿。呼气时，压迫阴道和直肠。深深抬起骨盆，保持2秒钟。有控制地慢慢放松，让会阴和肛门括约肌周围完全放松，重复15次。然后每个抬起分三个阶段作进行，间隔时暂停，深深地挤压骨盆内侧。用一个长而缓慢的动作放松自己，重复10次。最后，单独做10次快速抬起肛门括约肌的动作。

骨盆底肌肉的力量，通过挤压和抬高得到了锻炼，好的肌肉状态能帮助支撑由于怀孕增大的子宫，还能在宝宝出生时帮助胎儿进行必要的旋转，这样胎儿在通过产道时能光滑地移动。通过有意识地放松骨盆底部，可学会调节自己的身体，生产时使它更容易张开。骨盆底练习还能够增加整个骨盆部位的血液循环，减轻痔疮和静脉曲张的症状。宝宝出生之后，妈妈仍然可能做这个动作，每天最少做50次，逐渐做到100次，每周重复几次，能够促进骨盆、外阴部的健康。

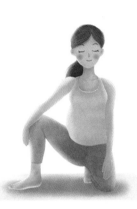

注意：怀孕的后6个星期，如果胎儿是臀位，或者你有静脉曲张、痔疮、前后部骨盆关节疼痛或者后背下方疼痛等症状，记住不要进行深蹲运动。当坐在凳子上的时候，双膝位置不得高于骨盆，后背紧靠着墙。

深蹲练习（增强骨盆的柔韧性）

　　双脚微微分开站立，脚尖朝外。呼气、屈膝、骨盆向下，直到蹲下。保持膝盖和脚踝强有力地张开，注意不要向内倒。如果觉得需要支撑，可以在脚后跟处放些垫子，或者骨盆后面贴着墙试着往下蹲。放松骨盆底肌肉。感觉骨盆增加的空间，想象胎儿头向下，下降到产道。保持这个动作，做5次简单呼吸，呼气时让气流从中心位置流下、流出。

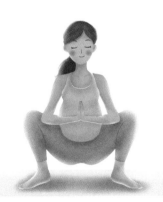

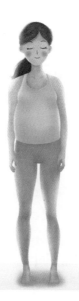

注意：怀孕时长时间站立会不舒服。做那些让你感觉舒服的动作，不要强迫自己。如果感觉头晕目眩，要马上靠左侧躺下来，直到这种感觉消失。如果稍感不适，试着站立的时候轻轻地晃动一会儿身体。如果有高血压或低血压，就少站一会儿，确保在你完全舒服的情况下做这个动作。

山式姿势（基础的站立姿势）

舒服地站立，双脚分开，与臀部同宽。脚后跟向外，使脚外部边缘平行。感觉骶骨和尾骨放松，好像有一条重的尾巴垂在那里，但是不要弯曲骨盆，这能帮助消除骨盆关节和脊柱底部的压迫感。放松膝盖骨和大腿骨，肩膀向后放松，两只手臂顺着身体两侧下垂，不要弓背，头不要歪，下巴微微垂下，伸展颈部后面。轻柔地呼吸，呼气时，脚后跟放下，脚底全部着地。你会感到腰后部、膝盖和脖子放松，脊柱拉长。当你的脊柱恢复原来状态，连接的肌肉变得平衡，不均匀的紧张感释放出来，肺部能够轻松扩展。

胳膊高举呈三角形（怀孕勇士）

采用基本的站立姿势，能感觉到自己的重心，均匀地保持平衡，脚后跟着地，重心转移到右脚，左脚向前稍微迈出一小步，让两条腿与地面构成一个三角形。让身体大部分重心从右腿转移到右脚后跟，脚后固定到地面。双脚不动。呼吸，放松上身。轻柔缓慢地呼气，手臂向上伸，一直伸展到头部上方，腰部往下的身体部位用力，腰部往上的身体部位变得轻松而自由。这个姿势使人感到很有活力，保持呼吸，打开身体。休息一下，然后再重复左脚的动作。

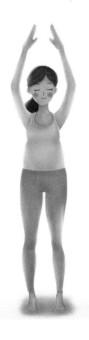

向前弯腰站立（拉长脊柱）

　　双脚稍微宽于臀部站立，脚后跟向外，重心落到脚后跟上。手掌在骨盆后部合在一起，然后将指尖抬到后背中央（如果感觉不舒服或弓着脊柱下方，可以将另一手的手腕放在骨盆后）。放松骶骨，随着呼吸向上伸展。呼气时，从臀部慢慢向前弯下身体。胸部打开，肩膀向后，脊柱拉长，放松头部。呼吸，放下脚后跟，拉长脊柱。

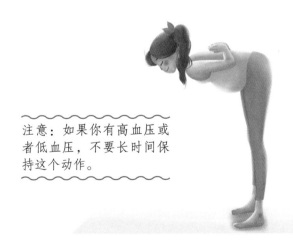

注意：如果你有高血压或者低血压，不要长时间保持这个动作。

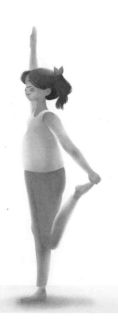

鹳式姿势（全身伸展）

身体右侧距墙一个手臂的距离站立，如果需要，可以扶着墙保持平衡。以山式姿势开始动作，转移重心至右脚。弯曲左膝，在身体后面抓住左脚，以伸展大腿前部。稳定住身体之后，慢慢地向头顶上方伸出右手臂。随着呼吸，左脚放到地面上，向前伸展指尖，享受呼吸的流动。重复左侧的动作。

深度放松

左侧躺下，双膝夹着垫子，以平衡骨盆避免扭伤。向上伸展右臂，然后沿着身体右侧向前伸展，把手放在臀部上休息。放松身体，想象让大地承载你全部重量。体内尽量深度放松，抛去繁忙的思绪。以柔和的节奏进行呼吸，然后平静下来。按摩脆弱的部位，呼气，释放疲劳和紧张情绪。

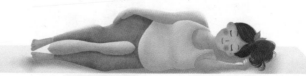